Kohlhammer

Autor/-innen

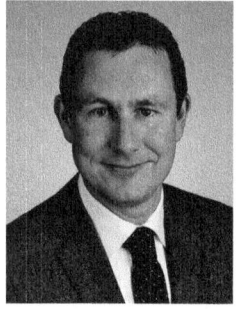

Ulf Harding, Dr. med., Facharzt für Anästhesiologie und Notfallmedizin, Leitender Oberarzt in der Zentralen Notfallaufnahme am Klinikum Wolfsburg.

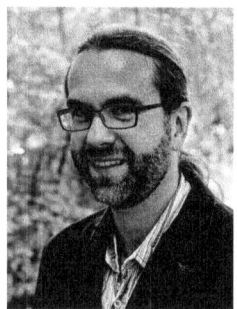

Matthias Riesen, Dipl.-Medizinpädagoge, exam. Gesundheits- und Krankenpfleger, pädagogische Leitung der Fachweiterbildung Notfallpflege und Leitung der staatlich anerkannten Schule für Rettungssanitäter, Bildungszentrum Städtisches Klinikum Braunschweig.

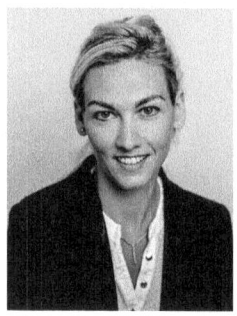

Stefanie Schröder, exam. Gesundheits- und Krankenpflegerin, Fachkraft für Intensiv- und Anästhesiepflege, Praxisanleiterin für die Fachweiterbildung Notfallpflege am Städtischen Klinikum Braunschweig.

Harding/Riesen/Schröder

Notaufnahme

Verlag W. Kohlhammer

Dieses Werk einschließlich aller seiner Teile ist urheberrechtlich geschützt. Jede Verwendung außerhalb der engen Grenzen des Urheberrechts ist ohne Zustimmung des Verlags unzulässig und strafbar. Das gilt insbesondere für Vervielfältigungen, Übersetzungen und für die Einspeicherung und Verarbeitung in elektronischen Systemen.

Pharmakologische Daten verändern sich ständig. Verlag und Autoren tragen dafür Sorge, dass alle gemachten Angaben dem derzeitigen Wissensstand entsprechen. Eine Haftung hierfür kann jedoch nicht übernommen werden. Es empfiehlt sich, die Angaben anhand des Beipackzettels und der entsprechenden Fachinformationen zu überprüfen. Aufgrund der Auswahl häufig angewendeter Arzneimittel besteht kein Anspruch auf Vollständigkeit.

Die Wiedergabe von Warenbezeichnungen, Handelsnamen und sonstigen Kennzeichen berechtigt nicht zu der Annahme, dass diese frei benutzt werden dürfen. Vielmehr kann es sich auch dann um eingetragene Warenzeichen oder sonstige geschützte Kennzeichen handeln, wenn sie nicht eigens als solche gekennzeichnet sind.

Es konnten nicht alle Rechtsinhaber von Abbildungen ermittelt werden. Sollte dem Verlag gegenüber der Nachweis der Rechtsinhaberschaft geführt werden, wird das branchenübliche Honorar nachträglich gezahlt.

Dieses Werk enthält Hinweise/Links zu externen Websites Dritter, auf deren Inhalt der Verlag keinen Einfluss hat und die der Haftung der jeweiligen Seitenanbieter oder -betreiber unterliegen. Zum Zeitpunkt der Verlinkung wurden die externen Websites auf mögliche Rechtsverstöße überprüft und dabei keine Rechtsverletzung festgestellt. Ohne konkrete Hinweise auf eine solche Rechtsverletzung ist eine permanente inhaltliche Kontrolle der verlinkten Seiten nicht zumutbar. Sollten jedoch Rechtsverletzungen bekannt werden, werden die betroffenen externen Links soweit möglich unverzüglich entfernt.

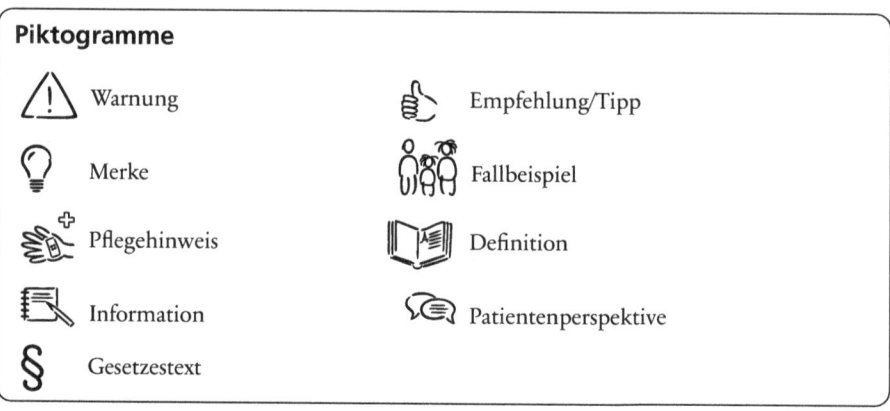

1. Auflage 2020

Alle Rechte vorbehalten
© W. Kohlhammer GmbH, Stuttgart
Gesamtherstellung: W. Kohlhammer GmbH, Stuttgart

Print:
ISBN 978-3-17-037298-6

E-Book-Formate:
pdf: ISBN 978-3-17-037299-3
epub: ISBN 978-3-17-037300-6
mobi: ISBN 978-3-17-037301-3

Inhalt

Geleitwort 9

Vorwort 11

I Basics

1 Die Zentrale Notaufnahme 15
- 1.1 Veränderungsprozesse in den Notaufnahmen 15
- 1.2 Definition Notfall 16
- 1.3 Organisationsformen (gestuftes System der Notfallversorgung) 17
- 1.4 Ersteinschätzungsinstrumente 18
- 1.5 Interdisziplinarität und Interprofessionalität 21
- 1.6 Das Besondere der Notfallpflege 22
- 1.7 Gründe für die Einführung einer Fachweiterbildung Notfallpflege 23
- 1.8 Fachweiterbildung Notfallpflege – Das Braunschweiger Konzept 25
- 1.9 Pädagogische Hinweise 32

II Fälle

2 »Akute Lebensgefahr und keine Beschwerden – geht das?« 35
- 2.1 Fallbeschreibung 35
- 2.2 Ersteinschätzung 36
- 2.3 Medizinische Aspekte 36
- 2.4 Pflegerische Aspekte 41
  - 2.4.1 Eins-zu-eins-Bindung 41
  - 2.4.2 Strikte Bettruhe bei hochgradigem V. a. Aortendissektion 42
  - 2.4.3 Monitorüberwachung und Reanimationsbereitschaft 42
  - 2.4.4 Begleiteter Transport zur Computertomografie 43
  - 2.4.5 Maßnahmen nach der CT (OP-Vorbereitung) 44
  - 2.4.6 Beratung von Angehörigen 45

	2.5	Pädagogische Aspekte	45
	2.6	Weiterer Verlauf	47
3	**Gelbe Haut und Oberbauchbeschwerden**		**48**
	3.1	Fallbeschreibung	48
	3.2	Ersteinschätzung	49
	3.3	Medizinische Aspekte	49
		3.3.1 Der Stellenwert der Laborentnahme	50
	3.4	Pflegerische Aspekte	53
		3.4.1 Die Bedeutung der Anamnese und das SAMPLER-Schema	55
		3.4.2 Das 12-Kanal-EKG – Gewusst wie!	58
		3.4.3 Wann ist ein Basismonitoring erforderlich?	60
	3.5	Pädagogische Aspekte	62
	3.6	Die Zeit nach der ZNA	63
4	**Wenn ältere Menschen stürzen**		**64**
	4.1	Fallbeschreibung	64
	4.2	Ersteinschätzung	65
	4.3	Medizinische Aspekte	66
		4.3.1 Anamnese, Abklärung der funktionellen und sozialen Situation vor dem Unfall	66
		4.3.2 Diagnostik	68
		4.3.3 Klassifikation der Schenkelhalsfraktur	69
		4.3.4 Weitere Maßnahmen während der Versorgung	70
		4.3.5 Prophylaxe der venösen Thromboembolie	71
	4.4	Pflegerische Aspekte	72
		4.4.1 Das Leitsymptom Schmerz	72
		4.4.2 Monitoring und Stabilisierung der Vitalwerte	74
		4.4.3 Infusionstherapie – Gewusst wie!	75
		4.4.4 Assistenz zur weiteren Diagnostik	77
		4.4.5 Verlegung und Übergabe an die Schnittstelle Intensivstation	78
	4.5	Pädagogische Aspekte	81
	4.6	Die Zeit nach der ZNA	84
5	**Die Tür geht auf... »Vorsicht! Heiß!«**		**86**
	5.1	Fallbeschreibung	86
	5.2	Ersteinschätzung	87
	5.3	Medizinische Aspekte	87
	5.4	Pflegerische Aspekte	96
		5.4.1 Kommunikation mit Acun und seinem Vater	96
		5.4.2 Wundversorgung und Verbände	98
		5.4.3 Übergabe an das Intensivverlegungsteam	98
	5.5	Pädagogische Aspekte	99
	5.6	Weiterer Verlauf	100

6		**»Ich gehe jetzt nach Hause! Ihr könnt mich alle mal!«**	**101**
	6.1	Fallbeschreibung	101
	6.2	Ersteinschätzung	102
	6.3	Medizinische Aspekte	102
	6.4	Pflegerische Aspekte	106
		6.4.1 Eins-zu-eins-Bindung	106
		6.4.2 Deeskalation: »Den Wind aus den Segeln nehmen«	107
		6.4.3 Ärger, Wut, Aggression und Gewalt	108
		6.4.4 Immobilisation oder Fixierung aufgrund hoher Aggressivität	109
		6.4.5 Zusammenarbeit mit der Polizei und die Wahrung von Datenschutz und Schweigepflicht	110
	6.5	Pädagogische Aspekte	111
	6.6	Weiterer Verlauf	112
7		**Und plötzlich wird es dunkel**	**114**
	7.1	Fallbeschreibung	114
	7.2	Ersteinschätzung	115
	7.3	Medizinische Aspekte	115
		7.3.1 Die Übergabe im Schockraum	116
		7.3.2 Diagnostik und Befunde	120
	7.4	Pflegerische Aspekte	121
		7.4.1 Umlagerung der Patientin im Schockraum	121
		7.4.2 Vorbereitung Schockraum	123
	7.5	Pädagogische Aspekte	130
	7.6	Die Zeit nach der ZNA	131

Literatur **132**

Stichwortverzeichnis **135**

Geleitwort

Die Ausübung des Pflegeberufs wird immer anspruchsvoller: Professionelles Pflegehandeln umfasst verantwortungsvolles Planen, Gestalten und Auswerten von Pflegesituationen. Die Settings, in denen diese berufliche Tätigkeit ausgeübt wird, werden zunehmend vielfältiger und die Aufgaben immer komplexer. Deshalb müssen gerade in der generalistischen Ausbildung die einzelnen Bereiche besondere Berücksichtigung finden. »Notaufnahme« ist ein Band der Buchreihe »Pflege fallorientiert lernen und lehren«, einem Kompendium für die Pflegeausbildung, das sowohl die verschiedenen Versorgungsbereiche, in denen Pflegekräfte tätig werden, als auch die unterschiedlichen Lebensalter und -situationen der Pflegeempfänger abbildet.

Die Bände der Reihe spiegeln die wesentlichen Institutionen und Pflegebereiche wider, in denen pflegerische Versorgung stattfindet. Alle Bände folgen der gleichen Struktur und demselben Aufbau. In einem Einleitungsteil wird in die Besonderheiten des jeweiligen Settings eingeführt. Pflegewissenschaftliche Expertenstandards und neueste wissenschaftliche Erkenntnisse werden dabei ebenso berücksichtigt wie die Ausbildungsziele der aktuellen Prüfungsordnung für eine generalistische Pflegeausbildung. Die Präsentation der Inhalte erfolgt in Form von Musterfällen; dabei werden die unterschiedlichen Aspekte pflegeberuflichen Handelns aufzeigt und fallbezogene Besonderheiten und Schwerpunkte professioneller Pflege exemplarisch illustriert. Die fallorientierte Aufbereitung von Lerngegenständen greift die aktuellen berufspädagogischen Erkenntnisse fachdidaktisch auf und zielt auf eine Kompetenz- und Handlungsorientierung.

Die vorliegenden Ausführungen geben einen sehr guten Einblick in die facettenreichen pflegerischen Aufgaben in der Notfallversorgung. In diesem pflegerischen Bereich sind die Handlungs- und Kompetenzanforderungen an die Pflegefachkräfte besonders komplex und erfordern eine Zusammenschau pflegerischen, medizinischen aber auch psychosozialen Wissens.

Der vorliegende Band gewährt anschauliche Einblicke in diese Besonderheiten anhand einschlägiger Fallbeispiele und bietet exemplarische Lösungen an. Dieses Lehr- und Lernbuch ermöglicht dadurch die Entwicklung spezifischer Fachkompetenz für die professionelle Pflege.

Dieser Band sowie die gesamte Reihe wenden sich an Lernende und Lehrende in den Pflegeausbildungen an Schulen, Hochschulen oder Praxisstätten sowie an Studierende der Pflegepädagogik. Neue Formen der Pflegeausbildung – wie z. B. primärqualifizierende Pflegestudiengänge – hatten die Herausgeberinnen bei der

Konzeption der Reihe und der Betreuung der Bände sowie die Autorinnen und Autoren der einzelnen Bände ganz besonders im Blick.

Karin Reiber
Juliane Dieterich
Martina Hasseler
Ulrike Höhmann

Vorwort

»Der Nächste bitte!« »Wer ist jetzt als nächstes dran?« Dieses Szenario oder auch das Ziehen einer Nummer, welche die Behandlungsreihenfolge festlegt, dürfte in deutschen Notaufnahmen der Vergangenheit angehören.

Die Veränderungen im Bereich der klinischen Notfallmedizin sind gravierend. Die Bezeichnung »Aufnahmestation« verschwindet langsam aus dem Vokabular. Ebenso wie »Unfallambulanz« oder »Interne Aufnahme«.

Stattdessen halten Begriffe wie Ersteinschätzung, Interdisziplinarität, Notfallmedizin und Notfallpflege Einzug in den wandelbaren Sprachschatz der Medizin.

Ob im Detail sinnvoll oder nicht, die gesundheitspolitische Entwicklung hat diesen Weg vorgezeichnet und die gesellschaftlichen Veränderungen haben ihn notwendig gemacht. Die Praktikerinnen vollziehen diesen Entwicklungsprozess mit großer Kreativität und Motivation, aber oft auch begleitet von Ängsten und kritischer Abwehrhaltung.

Mit der Notfallpflege hat sich eine Spezialisierung auf dem Gebiet der klinischen Notfall- und Akutversorgung entwickelt, die mit den geänderten Umständen Schritt halten kann und Patienten aus allen Lebenslagen entsprechend der Dringlichkeit fachlich adäquat versorgt. Zur Unterstützung auf dem Weg zur Notfallpflegerin oder auch als Teil des lebenslangen Lernens sollen die in diesem Buch zusammengetragenen Fälle aus der Praxis der Autorin und Autoren beitragen. Neben einem ausführlichen Überblick über die aktuellen Entwicklungen im Bereich der Notfallversorgung sind die Fallbeschreibungen das Herzstück dieses Bandes. Menschen in akuten Situationen, die auf unterschiedlichen Wegen in die Notaufnahmen gekommen sind, um ihre Symptome zu schildern und schnelle Hilfe zu bekommen. Oder auch nicht.

Wir weisen ausdrücklich darauf hin, dass die beschriebenen Fälle mit ihren medizinischen und pflegerischen Verläufen der beruflichen Alltagspraxis entstammen, zum Schutz der Privatsphäre der Patienten modifiziert wurden und nicht als Handlungsempfehlung zu verstehen sind.

Die geschilderten Verläufe dienen einschließlich aller Herausforderungen der Illustration der Behandlung in einer Notaufnahme und stellen damit nicht zwingend den »Goldstandard« dar und haben nicht automatisch Vorbildcharakter. Dennoch halten wir alle Fälle für geeignet, um in ruhiger Lernatmosphäre daraus für die Zukunft zu lernen und sich an geeigneter Stelle mit den entsprechenden Leitlinien und Behandlungsstandards zu beschäftigen.

Die Medizin unterliegt einem stetigen Wandel und Wissenszuwachs, die zu Veränderungen führen, die sich auf unsere Behandlung und die medikamentöse Therapie auswirken. Daher ist jede Leserin angehalten, Dosierungen, Kontraindikationen und Wirkverhalten von eingesetzten Medikamenten sorgfältig anhand der Fachinformationen oder durch Konsultation von Spezialistinnen zu prüfen.

Für den besseren Lesefluss haben wir uns auf die Verwendung entweder der weiblichen oder männlichen Form verständigt, wobei jedoch in allen Berufsgruppen beide Geschlechter gleichermaßen gemeint sind und selbstverständlich in einer Notaufnahme Patienten jedweder geschlechtlichen Identität nach dem Ausmaß der Dringlichkeit behandelt werden.

Nicht zuletzt gebührt unser Dank all denen, die uns bei diesem Buch unterstützt haben.

In diesem Sinne wünschen wir allen Leserinnen und Lesern lehrreiche und interessante Einblicke in den Arbeitsbereich der Notaufnahme.

Die Autoren

I Basics

1 Die Zentrale Notaufnahme

1.1 Veränderungsprozesse in den Notaufnahmen

In den vergangenen zwei Jahrzehnten ist es zu deutlichen Veränderungen in der Notfallmedizin und den Notaufnahmen in Deutschland gekommen. War in der Vergangenheit der Begriff der Notfallmedizin fast ausschließlich mit dem prähospitalen Einsatz im Rettungsdienst verbunden, so hat insbesondere im Bereich der Notfallaufnahmen eine deutliche Weiterentwicklung stattgefunden. Durch die Weiterentwicklung notfallmedizinischer Behandlungsstrategien sowie Veränderungen der Krankenhauslandschaft ist es zu einer Bildung von Zentren gekommen, in denen bestimmte Krankheitsbilder spezialisiert versorgt werden können (z. B. Herzinfarktversorgung, Schlaganfallversorgung, Polytraumaversorgung). Auch zwischen den Krankenhäusern sind Zusammenschlüsse in Netzwerken entstanden (z. B. Traumanetzwerke, telemedizinische Beratung) (Gries et al. 2017).

Im Bereich der Notaufnahmen hat es eine Orientierung hin zu zentralen Notaufnahmen gegeben. Während in der Vergangenheit Notfall- und Akutpatienten oft durch medizinisch nicht qualifiziertes Personal einer Fachabteilung zugeordnet wurden, gibt es durch die Konzentrierung auf einen Ort eine zentrale Anlaufstelle für alle Patienten. Hier kann eine Ersteinschätzung durch medizinisches Personal erfolgen und eine symptomorientierte Versorgung anhand von definierten Behandlungspfaden erfolgen. Unterschieden werden muss jedoch zwischen interdisziplinär arbeitenden zentralen Notfallaufnahmen, in denen eine fachübergreifende Erstversorgung stattfindet und Notaufnahmen, in denen zwar gemeinsame Räumlichkeiten und Strukturen genutzt werden, die Versorgung jedoch fachbezogen stattfindet (Harding 2016).

Die Fallzahlen im Rettungsdienst und in den Notaufnahmen sind in den vergangenen Jahren kontinuierlich gestiegen und es lastet ein hoher Druck auf den einzelnen Bereichen der Notfallversorgung. Dies hat zu einer Auseinandersetzung mit weiteren Veränderungsprozessen durch die Politik geführt. Der Sachverständigenrat zur Begutachtung der Entwicklung im Gesundheitswesen hat im Sommer 2018 das Gutachten »Bedarfsgerechte Steuerung der Gesundheitsversorgung« präsentiert und umfangreiche Empfehlungen für eine sektorenübergreifende Versorgung gegeben (Sachverständigenrat zur Begutachtung der Entwicklung im Gesundheitswesen 2018).

Durch den gemeinsamen Bundesausschuss sind im April 2018 Regelungen zu einem gestuften System von Notfallstrukturen in Krankenhäusern beschlossen worden (Gemeinsamer Bundesausschuss 2018). Dieses System sieht für die an der

Notfallversorgung teilnehmenden Krankenhäuser in Deutschland drei Stufen vor: die Basisnotfallversorgung (Stufe 1), die erweiterte Notfallversorgung (Stufe 2) sowie die umfassende Notfallversorgung (Stufe 3). Eine weitere Stufe besteht für die Nichtteilnahme an der Notfallversorgung. Die jeweiligen Stufen beinhalten Vorgaben zur Ausstattung (Fachabteilungen, Medizintechnik, Intensivstationen) sowie Personalvorhaltung sowie Strukturen und Prozesse der Notaufnahmen. Neben den Stufen werden zusätzlich Module beschrieben, wie beispielswiese für die Notfallversorgung von Kindern oder Schwerverletzten.

1.2 Definition Notfall

Für den medizinischen Notfall gibt es keine einheitlich anerkannte Definition. Diese Tatsache ergibt sich aus den unterschiedlichen Wahrnehmungen und Sichtweisen der jeweils beteiligten Personen. Auch wenn Kriterien definiert werden, kann eine eindeutige Zuordnung eines Ereignisses erst im Verlauf erfolgen.

Unabhängig von einzelnen Definitionen oder Definitionsversuchen handelt es sich jedoch um eine akute Situation, die Hilfe erfordert. Aus den unterschiedlichen Sichtweisen können Konflikte entstehen, da der Patient beispielsweise eine umfassende und definitive Diagnostik und Behandlung wünscht, aus Sicht der Helfer der Auftrag in einer Stabilisierung und Erstversorgung besteht, bis die definitive Versorgung im Verlauf erfolgen kann.

Eine recht weit gefasste Definition des medizinischen Notfalls, die sich auf den Rettungsdienst bezieht, bietet die DIN 13050 »Rettungswesen – Begriffe«:

> Ereignis, das unverzügliche Maßnahmen der Notfallrettung erfordert.

Näher definiert wird der medizinische Notfall im Pschyrembel Anästhesiologie:

> »[…] akuter, vital bedrohlicher Zustand durch Störung der Vitalfunktionen oder Gefahr plötzlich eintretender, irreversibler Organschädigung infolge Trauma, akuter Erkrankung oder Intoxikation.« (v. Koppenberg & Moecke 2014, S. 466)

Mehrheitlich umfassen andere Definitionen folgende Punkte:

- akuter Eintritt
- bedrohliche Störung von Bewusstsein, Atmung oder Kreislauf bzw. anderer Organfunktionen
- drohende dauerhafte Schädigung oder Tod
- unmittelbare Hilfeleistung erforderlich

Unzureichend werden in den meisten Definitionen psychiatrische Notfälle berücksichtigt, bei denen Störungen der vitalen Organfunktionen fehlen können, die aber zum Beispiel durch Suizidalität oder Eigengefährdung bei Psychosen durchaus lebensbedrohlich und akut sind.

1.3 Organisationsformen (gestuftes System der Notfallversorgung)

Die Notfallversorgung ist in unterschiedlichen Bereichen organisiert.

Der ärztliche Bereitschaftsdienst der niedergelassenen Vertragsärzte gewährleistet eine Versorgung außerhalb der Praxiszeiten. Hierzu besteht gemäß § 75 Abs. 1 SGB V ein gesetzlicher Sicherstellungsauftrag. An vielen Orten gibt es spezielle Bereitschaftsdienstpraxen, die von Patienten bei Bedarf aufgesucht werden können. Teilwiese sind diese Praxen räumlich an Notaufnahmen der Krankenhäuser angegliedert oder auch integriert (»Ein-Tresen-Modell«). Darüber hinaus gibt es Praxen an unabhängigen Standorten. In einigen Städten existieren spezielle fachärztliche Bereitschaftsdienstpraxen, z. B. für augen- oder kinderärztliche Bereitschaftsdienste. Daneben gibt es einen mobilen Bereitschaftsdienst für Hausbesuche nicht gehfähiger Patienten.

Der Auftrag des kassenärztlichen Bereitschaftsdienstes besteht in einer Untersuchung und Versorgung bis zur nächsten regulären Behandlungsmöglichkeit während der Praxisöffnungszeiten im niedergelassenen Bereich oder bei Bedarf der Einweisung in ein Krankenhaus.

Je nach Bundesland sind in der Regel alle niedergelassenen und angestellten Fachärzte zur Teilnahme am Bereitschaftsdienst verpflichtet, Anforderungen an eine spezielle notfallmedizinische Qualifikation existieren meist nicht. Für Niedersachsen ist beispielsweise von der Kassenärztlichen Vereinigung lediglich gefordert, dass sich die Ärzte regelmäßig für die Tätigkeit fortbilden. Nähere Details zu Art und Umfang der Fortbildung sind nicht festgelegt.

Der Rettungsdienst liegt im Verantwortungsbereich der Länder. Unterschieden wird zwischen dem Krankentransport und der Notfallrettung sowie Verlegungen zwischen zwei Krankenhäusern, auch unter Fortführung intensivmedizinischer Maßnahmen.

Die Anforderungen an das Personal unterscheiden sich je nach Landesrettungsdienstgesetz. Rettungssanitäter werden vorwiegend im Krankentransport oder als Fahrer in der Notfallrettung eingesetzt. Die Ausbildung umfasst 520 Stunden.

Rettungsassistenten wurden zwei Jahre lang ausgebildet und als Einsatzleiter auf dem Rettungswagen oder als Fahrer von Notarzteinsatzfahrzeugen eingesetzt. Mit Etablierung des Notfallsanitäters als neues Berufsbild im Rettungsdienst ist eine Ausbildung zum Rettungsassistenten nicht mehr möglich, die Berufsbezeichnung darf jedoch von qualifizierten Personen weiter geführt werden.

Das Berufsbild des Notfallsanitäters existiert seit 2014. Die Ausbildung ist im Notfallsanitätergesetz geregelt und dauert drei Jahre vergleichbar mit anderen Ausbildungsberufen. Notfallsanitäter werden als Einsatzleiter auf dem Rettungswagen oder als Fahrer von Notarzteinsatzfahrzeugen eingesetzt. Die Kompetenzen umfassen weitergehende Maßnahmen nach Festlegung durch den Ärztlichen Leiter Rettungsdienst und gehen über die des Rettungsassistenten hinaus

Neben der Notfallrettung einzelner Patienten gehört auch die Beherrschung größerer Schadenslagen mit mehreren verletzten oder erkrankten Personen zu den Aufgaben des Rettungsdienstes. Für den Massenanfall von Verletzten/Erkrankten (MANV) bestehen in den einzelnen Rettungsdienstbereichen feste Konzepte unter Unterstützung durch benachbarte Gebietskörperschaften sowie Einheiten des erweiterten Rettungsdienstes und (Teil-)Einheiten des Sanitäts- und Betreuungsdienstes des Katastrophenschutzes.

Die an der Akutversorgung teilnehmenden Krankenhäuser sind gesetzlich verpflichtet, jederzeit die Versorgung von lebensbedrohlich Verletzten und Erkrankten sicherstellen zu können. Diese findet überwiegend in den Notfallaufnahmen statt (▶ Kap. 1.1). Abzugrenzen ist die innerklinische Notfallversorgung bereits stationär aufgenomener Patienten durch Notfallteams des Krankenhauses.

1.4 Ersteinschätzungsinstrumente

Zur Festlegung der Behandlungsreihenfolge und Ermittlung der Behandlungsdringlichkeit kommen in nahezu allen Notaufnahmen Ersteinschätzungsinstrumente zum Einsatz. Ziel ist es, durch eine qualifizierte Einschätzung vital bedrohte Patienten frühzeitig und sicher zu identifizieren sowie die Reihenfolge der Behandlung nach medizinischer Dringlichkeit festzulegen. Das Ergebnis legt neben der Behandlungsreihenfolge in Abhängigkeit des eingesetzten Systems ebenfalls die maximal vertretbare Zeit bis zum ärztlichen Behandlungsbeginn fest.

Die Ersteinschätzung wird hierbei in aller Regel durch eine qualifizierte Pflegekraft durchgeführt. Hierin besteht der wesentliche Unterschied zur bei einem Massenanfall von Verletzten oder Erkrankten (MANV) durchgeführten Sichtung. Gemäß Definition der Konsensuskonferenz beim Bundesamt für Bevölkerungsschutz und Katastrophenhilfe (BBK) ist die Sichtung eine ärztliche Aufgabe und legt im Großschadensfall die Behandlungspriorität fest (Heller et al. 2018).

Spätestens seit dem Beschluss des Gemeinsamen Bundesausschusses (GBA) über die Regelungen des gestuften Systems von Notfallstrukturen (Gemeinsamer Bundesausschuss 2018) ist die Durchführung einer Ersteinschätzung in der Notaufnahme rund um die Uhr obligat. So fordert der GBA:

> »Es kommt ein strukturiertes und validiertes System zur Behandlungspriorisierung bei der Erstaufnahme von Notfallpatienten zur Anwendung. Alle Notfallpatienten des Krankenhauses erhalten spätestens zehn Minuten nach Eintreffen in der Notaufnahme eine Einschätzung der Behandlungspriorität.« (Gemeinsamer Bundesausschuss 2018, S. 5)

Neben dem Ziel, bedrohte Patienten zügig zu erkennen, soll das Ergebnis der Ersteinschätzung möglichst objektiv und valide sein. Zum Einsatz kommen in deutschen Notaufnahmen verschiedene Ersteinschätzungsinstrumente, die ihren Ursprung in aller Regel außerhalb Deutschlands haben und für das deutsche Gesundheitssystem adaptiert wurden. Um eine ausreichende Differenzierung der Behandlungsdringlichkeit zu erreichen, kommen fünfstufige Systeme zum Einsatz, die ein standardisiertes Vorgehen ermöglichen. Wichtig ist einerseits eine möglichst valide Einschätzung des zu behandelnden Patienten, andererseits aber auch die Durchführung mit geringem Zeitaufwand, um nicht bei Fokussierung auf einen Patienten eine mögliche Gefährdung der noch nicht eingeschätzten Patienten in der Warteschlange zu vermeiden.

Weltweit sind vier Ersteinschätzungssysteme mit fünfstufiger Skala verbreitet:

- Die Australasian Triage Scale (ATS),
- Die Canadian Triage and Acuity Scale (CTAS),
- Der Emergency Severity Index (ESI) aus den USA und
- Das Manchester Triage System (MTS) aus dem Vereinigten Königreich.

Einen Überblick über alle Systeme bietet Krey in einer Übersichtsarbeit (Krey 2016). In Deutschland sind ESI und MTS die am weitesten verbreiteten Systeme.

Emergency Severity Index (ESI)

Der ESI wurde in Boston in den USA in den Jahren 1998 und 1999 entwickelt und mehrfach überarbeitet. Neben der Identifizierung vital bedrohter Patienten schätzt der ESI auch den Bedarf an Ressourcen ab, die der Patient im Rahmen der Versorgung benötigt. Bei Patienten, die nicht unmittelbar behandelt werden müssen und somit nicht den ersten beiden Dringlichkeitsstufen zuzuordnen sind, erfolgt bei hohem Ressourcenbedarf eine Messung der Vitalparameter (Puls, Atemfrequenz, Sauerstoffsättigung). Hiervon ist abhängig, ob eine Zuordnung zu Stufe 2 oder 3 erfolgt.

Für Patienten der Stufe eins ist eine unmittelbare Behandlung erforderlich, Patienten der Stufe zwei in etwa 10 Minuten, für Patienten der Stufen drei, vier und fünf sind keine Wartezeiten definiert (▶ Tab. 1.1).

Manchester Triage System (MTS)

Das MTS hat seinen Ursprung, wie im Namen enthalten, in Manchester in England. Aus der Unzufriedenheit, dass jedes Krankenhaus in Manchester eine unterschiedliche Ersteinschätzung durchführte, wurde ein gemeinsames Vorgehen entwickelt. Das System orientiert sich an den vom Patienten geäußerten Beschwerden und Symptomen und legt dann eine von fünf Stufen potenzieller Gefährdung fest (▶ Abb. 1.1). Gleichzeitig ist es möglich, eine räumliche Zuweisung in Anpassung an lokale Gegebenheiten festzulegen (z. B. Schockraum, interner Behandlungsraum, Wartezimmer, KV-Bereitschaftsdienstpraxis).

Generelle Indikatoren

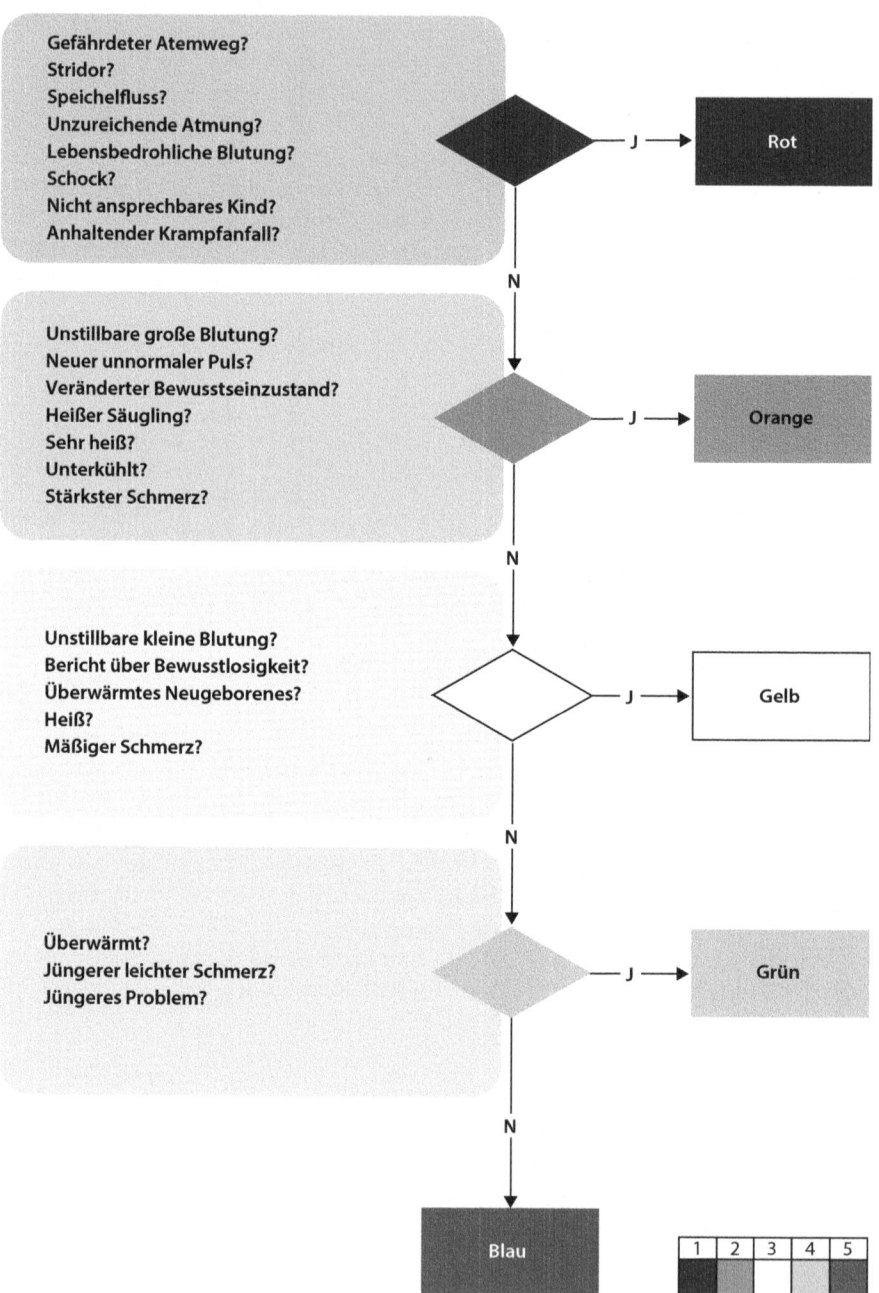

Abb. 1.1: Manchester Triage System (MTS)-Diagramm »Generelle Indikatoren« (Mackaway-Jones et al. 2018, S. 218, mit freundlicher Genehmigung des Hogrefe Verlages Bern)

Das Ergebnis der Ersteinschätzung nach MTS legt auch die maximal vertretbaren Zeiten bis zum ärztlichen Behandlungsbeginn fest: Stufe eins erfordert einen unmittelbaren Behandlungsbeginn, Stufe zwei nach spätestens 10 Minuten. In Stufe drei beträgt die Zeit 30, in Stufe vier 90 und in Stufe fünf 120 Minuten. Bei den Zeiten handelt es sich um die vom deutschen Netzwerk Ersteinschätzung festgelegten Intervalle, die Zeiten weichen von der britischen Version ab, die in den Stufen drei bis fünf längere Intervalle zulässt.

Tab. 1.1: Maximal empfohlene Wartezeit bis zum Arztkontakt (Klinger & Dormann 2019, Mackaway-Jones et al. 2018)

Stufe	ESI	MTS (UK)	MTS (D)
1	0 min	0 min	0 min
2	10 min	10 min	10 min
3	-	60 min	30 min
4	-	120 min	90 min
5	-	240 min	120 min

1.5 Interdisziplinarität und Interprofessionalität

Der klinische Bereich Notaufnahme ist von einem kooperativen Miteinander unterschiedlichster Professionen geprägt. Dieser Umstand resultiert aus einer allgemeinen Entwicklung, fachspezifische Notaufnahmen zu zentralen oder auch interdisziplinären Notaufnahmen zusammen zu fassen, wobei beide Begriffe oft synonym verwendet werden (Niehues 2012), aber unterschiedliche Dinge bedeuten können. Aus einer Interdisziplinarität resultiert eine Interprofessionalität. Hier agieren Notfall- und Rettungssanitäter zusammen mit Notärzten auf einer Ebene mit dem Pflegepersonal und den Klinikärzten. Nicht selten ist auch die Polizei vor Ort. Innerhalb der Klinik haben dann die verschiedenen Fachdisziplinen den gemeinsamen Auftrag, einen Behandlungspfad für den Patienten zu finden. Dabei kommen andere Professionen, wie Medizinisch-technische Assistenten, Laboranten, Reinigungs-/Transportkräfte und weitere hinzu. Diese fachliche und professionelle Vielfalt bietet Chancen des gegenseitigen Verständnisses und des Lernens voneinander. Aber gleichzeitig stellt es auch eine große Herausforderung dar, die nicht immer reibungslos verläuft. Dennoch ist sie in Zeiten der Zusammenführung von fachspezifischen Notaufnahmen zu zentralen Notaufnahmen alternativlos und muss von allen bewältigt und gestaltet werden.

Andere Fachbereiche, in denen Interdisziplinarität vorherrscht, z. B. auf den Intensivstationen, haben gezeigt, dass das Miteinander der Professionen sehr wohl funktionieren kann und für alle, letztlich auch für die Patienten von Vorteil ist. Damit alle Akteure tatsächlich miteinander und nicht nur nebeneinander agieren, können gemeinsame Konzepte oder teambildende Maßnahmen in Erwägung gezogen werden. Letztlich ist ein Konsens der Leitungsebenen für alle Instanzen richtungsweisend und kann eine Vorbildfunktion darstellen.

1.6 Das Besondere der Notfallpflege

Neben der zuvor beschriebenen Vielfalt der Berufe, mit denen sie in Kontakt tritt, weist die Notfallpflege einige weitere Besonderheiten gegenüber anderen Pflegebereichen auf. Wie im Rettungsdienst auch, sind pflegerische Prozesse in der Notaufnahme nur bedingt planbar. Keiner kann vorhersagen, wann wie viele Patienten mit welchen Symptomen oder Erkrankungen in der Notaufnahme erscheinen werden. Lediglich eine generelle Vorbereitung auf alle Eventualitäten ist leistbar. Dazu gehören natürlich das Vorhalten einer auf Erfahrung beruhenden Anzahl von Pflegekräften, entsprechende Raumressourcen und -strukturen und Notfallkonzepte, z. B. für Großschadenslagen (Kumle & Steinecke 2017).

Kommen die Patienten dann in die Notaufnahme, handelt es sich i. d. R. um akute Erkrankungen oder Verletzungen. Oftmals gibt es keine eindeutige Diagnose, selbst wenn sich die Patienten mit Einweisung eines niedergelassenen Arztes vorstellen oder vom Rettungsdienst gebracht werden. Symptomorientiertes Handeln steht dann im Vordergrund, parallel dazu findet die erforderliche Diagnostik statt. Ist diese dann abgeschlossen und eine Diagnose gefunden, erfolgen, wenn erforderlich, therapeutische Interventionen, z. B. eine Operation. Dazu, wie auch in allen anderen Fällen, muss der Patient die Notaufnahme wieder verlassen. Er wird also in andere Therapie- oder Pflegeeinheiten verlegt, sofern entsprechende Kapazitäten vorhanden sind. Patienten, die in der Notaufnahme verbleiben müssen, weil auf den peripheren Stationen Bettenkapazitäten fehlen, sind ein großes organisatorisches Problem. Zum einen belegen diese Patienten Ressourcen für eventuell eintreffende Notfälle, zum anderen sind die Notaufnahmebereiche primär nicht dafür ausgelegt, Patienten über einen längeren Zeitraum zu betreuen. Verzögerte Verlegung auf periphere Stationen (Access block) bindet Pflegekräfte der Notaufnahmen in allgemeinen Tätigkeiten (z. B. Grund- und Körperpflege, Ernährungsmanagement), die für ihren Bereich eigentlich nicht vorgesehen sind und reduziert die Zeitressourcen für die Notfallversorgung weiterer Patienten.

Im Idealfall kommt es nach einer ambulanten Behandlung wieder zu einer Entlassung mit entsprechenden Empfehlungen für die Weiterbehandlung (Eiff, von 2016).

Viele Patientenaufnahmen in kurzer Zeit bedingen schnell eine vollständige Auslastung der Personal- und Raumkapazitäten. Das führt regelmäßig zu erheblichen Verlängerungen der Wartezeit. Die inzwischen flächendeckend durchgeführten und eingangs beschriebenen Ersteinschätzungen steuern die Dringlichkeit der Behandlungen. Dies verlängert die Wartezeit der weniger dringlichen Fälle weiter. Die langen Wartezeiten in überfüllten Notaufnahmen machen Patienten und Angehörige unzufrieden und sorgen für ein Arbeiten unter hohem Druck. Offene Aggressionen seitens der Patienten und/oder Angehörigen sind dann häufig die Folge. Wenn dies noch unter Alkohol- oder Drogeneinfluss geschieht, kommt es auch zu gewalttätigen, körperlichen Auseinandersetzungen. Einige Notaufnahmen haben deshalb ihren Anmeldekopf wieder mit Glas komplett verschlossen und nutzen zu bestimmten Zeiten, insbesondere nachts, die Dienste von privatem Sicherheitspersonal. Dies alles sind spezifische Merkmale der Notfallpflege und stellen die Akteure täglich vor neue Herausforderungen in ihrem Berufsalltag.

1.7 Gründe für die Einführung einer Fachweiterbildung Notfallpflege

Steigende Patientenzahlen, interdisziplinäres Fächerspektrum, massive Zunahme rettungsdienstlicher Einsätze mit Klinikaufnahme sowie eine gestiegene Erwartungshaltung der Bevölkerung mit kultureller Vielfalt stellen die Notfallversorgung vor neue Herausforderungen. Gleiches gilt für die interprofessionelle Zusammenarbeit an der Schnittstelle Notaufnahme mit dem Rettungsdienstpersonal. Neu hinzugekommen ist das Berufsbild des Notfallsanitäters, welcher seit 2014 wie auch die Gesundheits- und Krankenpflege über volle drei Jahre ausgebildet wird.

Ein weiterer Baustein diesen Herausforderungen zu begegnen, ist die neue Fachweiterbildung Notfallpflege. Hierbei handelt es sich um eine spezifische Weiterbildung für Pflegende, die in Notaufnahmen arbeiten.

Erkenntnisse aus pflegerischer und medizinischer Forschung anzuwenden, Modelle aus Kommunikation und Interaktion praxisgerecht aufzubereiten, Qualitätssicherung zu forcieren und dieses in einem interdisziplinären Qualifikationsprofil auszurichten, ist Ziel der Fachweiterbildung Notfallpflege.

Der Gemeinsame Bundesausschuss (G-BA) hat am 19.04.2018 Regelungen zu einem gestuften System von Notfallstufen in Krankenhäusern gemäß § 136c Absatz 4 SGB V beschlossen. In diesem Beschluss, welcher am 19.05.2018 in Kraft getreten ist, sind u. a. auch die Anzahl und Qualifikationen des vorzuhaltenden Fachpersonals in Notaufnahmen geregelt. So ist neben dem fachärztlichen Bereich auch eine Pflegekraft zu benennen, die fachlich, räumlich und organisatorisch eindeutig der Versorgung von Notfällen zugeordnet ist und im Bedarfsfall in der Zentralen Notaufnahme verfügbar ist. Weiter muss diese Pflegekraft über die Zusatzqualifikation »Notfallpflege« verfügen, sobald diese in dem jeweiligen Land verfügbar ist (Gemeinsamer Bundesausschuss 2018).

Auch diese Neuregelung macht deutlich, welche Bedeutung künftig der Fachweiterbildung Notfallpflege zukommt und lässt Spekulationen über eine Fachkraftquote aufkommen.

Der G-BA legt die Qualifikation Notfallpflege für Notaufnahmen fest.

Am 29.11.2016 hat die Deutsche Krankenhausgesellschaft (DKG) ihre Empfehlung für die Fachweiterbildung Notfallpflege veröffentlicht, welche am 17.09.2018 geändert wurde.

Bislang arbeiteten in den Notaufnahmen zumeist Pflegekräfte, die eine dreijährige Grundausbildung in der Gesundheits- und Krankenpflege oder in der Gesundheits- und Kinderkrankenpflege absolviert haben. Diese Ausbildungen sind zwar fundiert, handlungsorientiert ausgerichtet und vom Qualifikationsniveau breit gefächert, aber eben nicht spezifisch, schon gar nicht notfallspezifisch. Die Entwicklung der letzten Jahre hat aber gezeigt, dass es für die Arbeit in den zentralen Notaufnahmen eine ganz spezifische Qualifikation braucht, für Pflegekräfte wie für Ärzte.

Die Fachkraft für Notfallpflege schließt somit die Qualifikationslücke zwischen dem Notfallsanitäter im Rettungsdienst und der stationären Pflegefachkraft. Aufgrund einer insgesamt fünfjährigen Ausbildungszeit ist hier ein hohes Kompetenzprofil zu erwarten.

Weg von einer Fächersystematik, hin zur Handlungsorientierung.

Dieser Paradigmenwechsel, der auch im Krankenpflegegesetz und in der Ausbildungs- und Prüfungsverordnung gefordert wird, verfolgt das Ziel, zukünftige Pflegefachkräfte gemäß des modernen Bildungsbegriffes auf ihre anspruchsvolle Tätigkeit vorzubereiten.

Die Vermittlung mehrdimensionaler Kompetenzen, individuelle Pflege, Selbstständigkeit und Selbstbestimmung sind zentrale Begriffe dieser gesetzlichen Forderung im Hinblick auf eigenverantwortliches und professionelles Handeln.

Die neue Fachweiterbildung Notfallpflege richtet sich an Teilnehmer, die über die staatliche Anerkennung als Gesundheits- und Krankenpflegerin oder Gesundheits- und Kinderkrankenpflegerin verfügen, sich für die Dauer der Fachweiterbildung in Vollzeitbeschäftigung befinden und mindestens eine sechsmonatige Tätigkeit im Bereich der Notfallpflege nachweisen.

Die Weiterbildung erfolgt durch modular gestalteten Unterricht und Praxiseinsätze in anerkannten Praxiseinrichtungen. Innerhalb von zwei Jahren werden 720 Stunden Theorie angeboten. Davon können max. 25 % in nachgewiesenen Formen des selbstorganisierten Lernens durchgeführt werden. Alle sieben Module müssen entweder mit einer mündlichen oder einer schriftlichen Modulprüfung erfolgreich abgeschlossen werden. Die Praxiseinsätze umfassen insgesamt 1.800 Stunden unter fachkundiger Anleitung in den Bereichen Notaufnahme/Zentrale Notaufnahme, Rettungsdienst, Intensivstation und Anästhesie. Zusätzlich gibt es einen Wahlpflichtbereich (▶ Kap. 1.8: Wahlpflichteinsätze). Insgesamt müssen mindestens drei praktische Leistungsnachweise erbracht werden.

Die Vernetzung der zwei Lernorte Schule und Praxiseinrichtung soll dabei sicherstellen, dass die im Unterricht gewonnenen Erkenntnisse in die Praxis transferiert und situativ angewendet werden können. Die Forderung, dass mindestens 10 % der Praxisstunden als Praxisanleitungen von qualifizierten Praxisanleitern durchgeführt werden müssen, trägt diesem Anspruch Rechnung und unterstreicht einmal mehr die Bedeutung der Pflegepraxis.

Die Weiterbildung endet nach zwei Jahren mit einer praktischen und einer mündlichen Abschlussprüfung (DKG-Empfehlung für die Fachweiterbildung Notfallpflege 2018).

1.8 Fachweiterbildung Notfallpflege – Das Braunschweiger Konzept

Voraussetzungen für die Teilnahme an der Weiterbildung

Als Berufsabschluss muss die Teilnehmerin über die staatliche Anerkennung als Gesundheits- und Krankenpflegerin oder Gesundheits- und Kinderkrankenpflegerin verfügen, sich für die Dauer der Fachweiterbildung in Vollzeitbeschäftigung befinden, ein halbes Jahr Dienstzeit im Klinikum Braunschweig mit erfolgreichem Bestehen der Probezeit und mindestens eine sechsmonatige Tätigkeit im Bereich der Notfallpflege nachweisen.

Ausbildungsinhalte und -verlauf

Die Weiterbildung erfolgt durch modular gestalteten Unterricht und Praxiseinsätze in anerkannten Praxiseinrichtungen. Innerhalb von zwei Jahren werden 720 Stunden Theorie angeboten. Davon können max. 25 % in nachgewiesenen Formen des selbstorganisierten Lernens durchgeführt werden. Die Praxiseinsätze umfassen insgesamt mindestens 1 800 Stunden unter fachkundiger Anleitung.

Die Vernetzung der zwei Lernorte soll dabei sicherstellen, dass die im Unterricht gewonnenen Erkenntnisse in die Praxis transferiert und situativ angewendet werden können.

Die Weiterbildung wird als berufsbegleitender Lehrgang mit theoretischem und praktischem Unterricht sowie geplanten Anleitungen in den Praxisbereichen des Klinikums Braunschweig angeboten. Sie beginnt zweijährig im April (erstmals 2018) und dauert 24 Monate.

Als Unterrichtsform haben wir uns für die Blockform entschieden. Es werden neun Blockwochen pro Weiterbildungsjahr verteilt (40 Std. à 45 Minuten von Montag bis Freitag zwischen 8:30-16:00 Uhr). Dadurch entsteht eine kontinuierliche Verzahnung von Theorie und Praxis. Durch fünf Blocktage ist es möglich, theoretische Inhalte nachhaltiger zu entwickeln und zu festigen. Alle Blockwochen werden außerhalb der niedersächsischen Ferienzeiten geplant. Die Fachweiterbildungsteilnehmerinnen organisieren ihren Jahresurlaub außerhalb der Theorie- und Prüfungszeiten in Absprache mit ihren dienstlichen Vorgesetzten selbstständig.

Von der Fundierung zur Vernetzung: Module und Pflicht- bzw. Wahlpflichteinsätze

Die theoretischen Anteile sind modular angelegt und gliedern sich in zwei Basis- und fünf Fachmodule:

- Basismodul I: Berufliche Grundlagen anwenden (116 Std.)
- Basismodul II: Entwicklungen initiieren und gestalten (84 Std.)
- Fachmodul I: Patienten in der Notaufnahme ersteinschätzen, aufnehmen und begleiten (130 Std.)
- Fachmodul II: Patienten in speziellen Pflegesituationen begleiten (120 Std.)
- Fachmodul III: Patienten mit akuten Diagnosen überwachen und versorgen (98 Std.)
- Fachmodul IV: Patienten mit akuten traumatologischen Ereignissen versorgen und überwachen (116 Std.)
- Fachmodul V: Abläufe in Notaufnahmen strukturieren und organisieren (56 Std.)

Pflichteinsätze:

- mind. 920 Stunden in einer Notaufnahme, davon mind. 300 Std. in einer zentralen oder interdisziplinären Notaufnahme
- mind. 260 Std. auf einer Intensivstation
- mind. 200 Std. in der Anästhesie
- mind. 120 Std. in der prähospitalen Notfallversorgung (Rettungsdienst)

Wahlpflichteinsätze:

- 300 Std. sind auf die Pflichteinsatzbereiche oder weitere Bereiche wie OP, Kreißsaal, Herzkatheter, IMC, Psychiatrie oder Stroke Unit zu verteilen.

(Vgl. DKG-Empfehlung für die Weiterbildung Notfallpflege vom 29.11.2016)

Im Klinikum Braunschweig ist darüber hinaus auch ein Einsatz in der Kinderaufnahme vorgesehen.

Alle Bereiche müssen über die Weiterbildungsstätte vor Weiterbildungsbeginn von der DKG anerkannt werden. In den von der Fachweiterbildungsleitung vorgegebenen Zeitkorridoren absolvieren die Fachweiterbildungsteilnehmerinnen ihre Pflichteinsätze in Absprache mit ihren Bereichsleitungen und nach eigenen Wünschen.

Mindestens 10 % der Pflichtstunden müssen unter Anleitung einer Praxisanleiterin geplant, durchgeführt und dokumentiert werden.

Chronologie der Module und Verzahnung mit den praktischen Einsätzen

Nach der DKG-Empfehlung startet die Weiterbildung Notfallpflege mit den beiden Basismodulen und dem ersten Fachmodul. Die beiden Basismodule müssen innerhalb des ersten Weiterbildungsjahres und das Fachmodul I vor Beginn der Fachmodule II bis V abgeschlossen sein. Daraus ergeben sich pädagogische Spielräume und die Möglichkeit, von der Chronologie abzuweichen. Im folgenden Abschnitt stellen wir heraus, warum wir uns für eine veränderte Reihenfolge der Module entschieden haben.

Am Bildungszentrum des Städtischen Klinikums Braunschweig beginnt die Fachweiterbildung Notfallpflege mit dem Basismodul II.
Didaktische Begründung: Im Basismodul II werden u. a. die Themen »Lernen«, »Anleitungsprozesse planen und gestalten« und »In Projekten arbeiten« theoretisch behandelt. Alle drei Themen haben zu Beginn der Weiterbildung eine hohe Relevanz. Das Wissen um Mechanismen, die Lernprozesse optimieren, ist gerade zu Beginn einer Bildungsmaßnahme sinnvoll. In allen praktischen Einsatzgebieten müssen 10 % der Stunden in Form von Anleitungen gestaltet werden. Da eine ständige Verzahnung von Theorie und Praxis stattfindet, müssen auch bereits im ersten Weiterbildungsmonat praktische Anleitungen erfolgen. Die Kenntnisse um Struktur und Umsetzung von Anleitungsprozessen ist auch hier an den Anfang zu stellen. Die Teilnehmerinnen müssen nach DKG-Empfehlung während der gesamten Weiterbildung drei praktische Leistungsnachweise erbringen. Einer davon soll nach dem Braunschweiger Modell als Praxisprojekt erfüllt werden, welches bereits im ersten Einsatzbereich abgeleistet werden kann. Somit sind die Kompetenzen, die zur Durchführung eines Projekts benötigt werden, ebenfalls in dieser Ausbildungsphase zu behandeln. Das Basismodul II schließt mit einer schriftlichen Modulprüfung ab.

Auf das sozialwissenschaftliche Basismodul II folgt das medizinisch orientierte Fachmodul I.
Didaktische Begründung: Im Fachmodul I, welches mit einer mündlichen Prüfung abschließt, werden grundlegende Kompetenzen vermittelt, die zur Versorgung von Notfallpatienten benötigt werden. Ziel ist es, den Weiterbildungsteilnehmerinnen gleich zu Beginn eine kompetente Einarbeitung im Bereich Notaufnahme zu ermöglichen. Gleichzeitig wird damit ein Ausgleich zwischen sozial- und medizinwissenschaftlichen Themen geschaffen. Parallel zu den theoretischen Anteilen des Basismoduls II und des Fachmoduls I werden die Weiterbildungsteilnehmerinnen in der Notaufnahme und im Rettungsdienst eingesetzt (Lehrrettungswache), um dort die gewonnenen Kompetenzen anzuwenden und den Ursprung der Notfallgeschehen, welche eine Aufnahme in der Klinik notwendig machen, nachvollziehen zu können. Im Unterricht des Fachmoduls I werden die Teilnehmerinnen auf die Tätigkeit in diesen spezifischen Einsatzbereichen vorbereitet.

Das Basismodul I ist das letzte Modul im ersten Weiterbildungsjahr.
Didaktische Begründung: Die Inhalte dieses Moduls stellen wichtige berufliche Grundlagen dar, die für die Arbeit in einer Notaufnahme unerlässlich sind. Die Teilnehmerinnen sind während dieser theoretischen Bearbeitung in einer zentralen Notaufnahme eingesetzt und schließen das Modul mit einer mündlichen Prüfung ab.

Noch vor Abschluss des 1. Weiterbildungsjahres beginnt das Fachmodul V.
Didaktische Begründung: Hier handelt es sich ebenfalls um Inhalte, die Grundlagen für die Arbeit in einer Notaufnahme vermitteln. Sie ergänzen damit die Themen des Fachmoduls I und sollten daher zu einem frühen Zeitpunkt abgehandelt werden. Die Teilnehmerinnen sind zu dieser Zeit in einer zentralen Notaufnahme eingesetzt. Das Fachmodul V schließt mit einer schriftlichen Prüfung ab.

Das 2. Weiterbildungsjahr beginnt mit dem Fachmodul III.
Didaktische Begründung: Den Schwerpunkt bildet hier die Versorgung von Patientinnen mit internistisch-neurologischen Krankheitsbildern. Ein Fachgebiet, welches auf Intensivstationen in großem Umfang anzutreffen ist. Daher werden die Teilnehmerinnen in dieser Phase der Weiterbildung auf einer Intensivstation eingesetzt. Den Abschluss bildet eine schriftliche Modulprüfung.

Es folgt das Fachmodul IV.
Didaktische Begründung: Inhalte sind hier traumatologische Ereignisse mit und ohne Schockraumversorgung und Schmerzsymptome. Themen, die eine fachliche Nähe zur Anästhesie aufweisen. Daher absolvieren die Teilnehmerinnen zu dieser Zeit ihren Anästhesieeinsatz und schließen mit einer mündlichen Modulprüfung ab.

Den Abschluss bildet das Modul II, das mit dem Wahlpflichteinsatz gekoppelt ist.
Didaktische Begründung: Modulinhalte und Einsatzgebiete bilden spezielle Pflegesituationen ab, beziehen sich aufeinander und können im Fall des Einsatzes nach eigener Präferenz gewählt werden. Mit einer mündlichen Modulprüfung endet das Themengebiet und stellt gleichzeitig eine Vorbereitung auf die mündliche Abschlussprüfung dar.

Im Anschluss an den letzten Theorieblock werden die formalen Voraussetzungen zur Zulassung für die Abschlussprüfungen begutachtet. Sind alle Voraussetzungen erfüllt, erfolgen die Ladungen zu den Prüfungen spätestens drei Wochen vor dem jeweiligen Prüfungstermin.

In den letzten zwei Monaten der Fachweiterbildung werden die Teilnehmerinnen wieder in den Notaufnahmebereichen eingesetzt, aus denen sie entsandt wurden. Dort findet auch die praktische Abschlussprüfung statt.

Die Weiterbildung endet mit der mündlichen Abschlussprüfung im letzten Weiterbildungsmonat.

Praktische Leistungsnachweise (PLN)

Der PLN 1 wird im ersten Semester im Bereich Notaufnahme erfüllt. Dies ist der originäre Arbeitsbereich der Teilnehmerinnen. Thematisch ist es den Teilnehmerinnen freigestellt, ob sie hier eine Patientin oder eine Gruppe von Patientinnen mit Angehörigen versorgen oder ein Praxisprojekt durchführen.

Der PLN 2 ist zu Beginn des zweiten Weiterbildungsjahres auf der Intensivstation zu absolvieren. Hier muss in jedem Fall die Notfallversorgung einer Patientin oder einer Patientengruppe ggf. mit Angehörigen nachgewiesen werden.

Der PLN 3 findet im letzten Semester vor den Abschlussprüfungen während des Wahlpflichteinsatzes statt. Hier können die Teilnehmerinnen wieder wählen, ob sie die Pflege von Notfallpatientinnen oder das Praxisprojekt durchführen möchten, falls dies noch nicht als PLN 1 geschehen ist.

Alle PLN dienen dem Theorie-Praxis-Transfer und zur Vorbereitung auf die praktische Abschlussprüfung. Sie werden von der Leitung der Fachweiterbildung, der hauptamtlichen Praxisanleiterin und anderen Fachkräften begleitet und bewertet.

Alle praktische Leistungsnachweise dienen dem Theorie-Praxis-Transfer und zur Vorbereitung auf die praktische Abschlussprüfung. Sie werden von der Leitung der Fachweiterbildung, der hauptamtlichen Praxisanleiterin und anderen Fachkräften begleitet, bewertet und mit einer medizinpädagogischen Lernberatung kombiniert. Letzteres hat sich aufgrund der Komplexität des Vorgangs als unpraktikabel erwiesen und wurde inzwischen insofern geändert, als dass die Lernberatungen nun in die Theorieblöcke integriert werden.

Praxisanleitungen

Tätigkeit der Praxisanleiterinnen

Im niedersächsischen Ministerialblatt vom 30.07.2018 wird die Praxisanleitung in den Schulen für Gesundheitsfachberufe und an Einrichtungen für die praktische Ausbildung nach dem Altenpflegegesetz, Krankenpflegegesetz und dem Notfallsanitätergesetz beschrieben. Entsprechende Vorgaben sind aus unserer Sicht auf den Bereich Fachweiterbildung übertragbar.

Dort heißt es u. a.:

Die Schüler

- Erhalten individuell ein Erst-, Zwischen- und Auswertungsgespräch
- Werden in allen übertragenen Aufgaben angeleitet und zu Kenntnisstand und Fähigkeit überprüft
- Erhalten die zur Erfüllung schulischer Praxisaufträge notwendige Unterstützung

Die Praxisanleiter

- Sollen der Schule über den Entwicklungsstand der anvertrauten Schüler Auskunft geben und diese beurteilen

- Planen, dokumentieren und bewerten den Stand der praktischen Ausbildung
- Wirken in enger Zusammenarbeit mit der Schule bei Planung und Gestaltung der praktischen Ausbildung in Form einer Praxisanleitung mit
- Evaluieren regelmäßig das lernortspezifische Lernangebot
- Prüfen im Rahmen der rechtlichen Vorgaben in der praktischen Prüfung oder unterstützen den Prüfungsausschuss
- Nehmen an Fort- und Weiterbildungsmaßnahmen teil

(Vgl. RdErl. des Kultusministeriums vom 30.07.2018)

Die Praxisanleiterinnen sind darüber hinaus im Prüfungsausschuss vertreten. Sie sind nach DKG-Empfehlung als Fachprüferinnen für die praktische Abschlussprüfung einzusetzen.

Konkrete Organisation der Praxisanleitung an den praktischen Lernorten

Um die Vernetzung der Lernorte und den Theorie-Praxis-Transfer zu gewährleisten, ist die praktische Anleitung ein zentrales Instrument und somit ein wichtiger Bestandteil der Fachweiterbildung Notfallpflege. Im Nachfolgenden wird beschrieben, wie dieser Prozess in den klinischen Bereichen und der Lehrrettungswache organisiert wird und somit mindestens 10 % der praktischen Weiterbildung (180 Stunden) in Form von Praxisanleitung sichergestellt ist.

Lernort Klinik

Die klinischen Anleitungen werden im Klinikum Braunschweig durch eine hauptamtliche Praxisanleiterin geplant, durchgeführt und dokumentiert. Die Anleitesituationen werden bereichsspezifisch – von den Theoriemodulen abgeleitet – erarbeitet und einzeln oder in Kleingruppen durchgeführt. Damit wird erreicht, dass die Teilnehmerinnen gegenseitig vom unterschiedlichen und interdisziplinären Erfahrungsschatz profitieren.

Das Stundenangebot ist dabei großzügig geplant. Dies ermöglicht jeder Teilnehmerin eine gewisse Flexibilität in Bezug auf Dienstplanung, Urlaub oder krankheitsbedingte Ausfälle. Jede Teilnehmerin der Kooperationskliniken hat die Möglichkeit, sich für die im Voraus festgelegten Anleitungstage einzutragen.

Innerhalb der Anleitungen der Notaufnahmen werden Workshops angeboten, die sich immer auf Schwerpunkte der jeweiligen Abteilung beziehen.

Beispielsweise gibt es die Möglichkeit, im unfallchirurgischen Bereich der Notaufnahme die Anlage eines Gipsverbandes in Theorie und Praxis zu erlernen oder ein Reanimationstraining durchzuführen. Alle Veranstaltungen werden von der hauptamtlichen Praxisanleiterin geplant, organisiert, pädagogisch begleitet und evaluiert.

Aufgrund der Unberechenbarkeit des Patientenaufkommens in einer Notaufnahme besteht ein hoher Anspruch auf Flexibilität gegenüber der Planung und Durchführung von praktischen Anleitungen.

Um die Vorgabe der Fachweiterbildung nach § 2 der DKG-Empfehlung zu erreichen, werden die Anleitungen modulbezogen durchgeführt und ermöglichen der Teilnehmerin einen direkten Theorie-Praxis-Transfer. Das können wir gewährleisten, indem wir komplexe Pflegesituationen durchführen und anschließend evaluieren.

> Ziele der Weiterbildung Notfallpflege nach § 2 DKG-Empfehlung
> (1) Die erfolgreich abgeschlossene Weiterbildung im Fachgebiet Notfallpflege befähigt Teilnehmende, Patienten entsprechend dem allgemein anerkannten Stand pflegewissenschaftlicher, medizinischer und weiterer bezugswissenschaftlicher Erkenntnisse zu pflegen.
>
> (2) Nach erfolgreich abgeschlossener Weiterbildung begegnen die Teilnehmenden komplexen beruflichen Situationen mit individuellem Handeln, indem fachliche, personale, soziale und methodische Kompetenzen vertieft und erweitert werden. Die Selbstständigkeit und Selbstbestimmung der Patienten und deren Sicherheit werden ebenso wie ihre familiären, sozialen, spirituellen und kulturellen Aspekte einbezogen.
>
> (3) In der Weiterbildung werden den Teilnehmenden Inhalte zur Kompetenzentwicklung vermittelt, die in den jeweiligen Modulen detailliert beschrieben werden.
> (DKG-Empfehlung für die Weiterbildung Notfallpflege vom 29.11.2016)

Lernort Lehrrettungswache

Alle anerkannten Lehrrettungswachen verfügen über eine angemessene Zahl an Praxisanleiterinnen, die bereits Erfahrungen mit dieser Aufgabe aus der Ausbildung zur Notfallsanitäterin gesammelt haben. Bei den Themen können sich die Praxisanleiterinnen an den Vorschlägen auf den standardisierten Protokollen der Weiterbildungsleitung orientieren oder eigene Schwerpunkte setzen. Es ist vertraglich vereinbart, dass mindestens 10 % der Einsatzstunden in Form von Praxisanleitungen erfolgen.

Erwachsenenbildung

Dieses Weiterbildungskonzept, basierend auf der DKG-Empfehlung für die Fachweiterbildung Notfallpflege, eröffnet pädagogische Spielräume und die Möglichkeit der individuellen Gestaltung für die Weiterbildungsteilnehmerinnen, wie es den Vorstellungen einer zeitgemäßen Auffassung von Erwachsenenbildung entspricht.
So sind außerhalb der Block- und Prüfungszeiten alle Urlaube frei wählbar. Auch die praktischen Pflichtstunden sind innerhalb der vorgegebenen Zeitkorridore, nach Abstimmung mit den Vorgesetzten der Praxisbereiche, eigenverantwortlich abzuleisten.

Im letzten Semester ist ein Wahlpflichteinsatz nach eigenem Wunsch möglich. Ein Praxisprojekt kann nach eigenen Zielvorstellungen entweder zu Beginn oder am Ende der Fachweiterbildung als Praktischer Leistungsnachweis durchgeführt werden. Bei den praktischen Anleitungen können Themen und Schwerpunkte mit den zuständigen Praxisanleiterinnen abgesprochen werden.

Nicht zuletzt finden mindestens dreimal im Verlauf der Weiterbildung individuelle Lernberatungen statt, in denen der aktuelle Lernstand, Leistungen, aber auch Sorgen und Probleme thematisiert werden können.

> Die Fachweiterbildung Notfallpflege folgt den Prinzipien der Handlungsorientierung und Erwachsenenbildung.

1.9 Pädagogische Hinweise

Die Notaufnahme als Ort des Lernens

Die Fallarbeit bietet für den Lernprozess ganz entscheidende Vorteile. Sie zwingt die Betrachterin, fallrelevante Phänomene in den Fokus zu nehmen. Wichtiges von Unwichtigem zu trennen und alles auszublenden, was nicht zum Fall gehört. Dies fördert das Verständnis für patientenzentrierte Versorgung.

Bei allen beschriebenen Fällen findet die Leserin pädagogische Hinweise, die, aufgeschlüsselt nach Kompetenzen, Impulse und Ideen für die durchzuführenden praktischen Anleitungen bietet. Demnach gliedert sich die Handlungskompetenz in Fach-, Methoden- und Sozial-/Personalkompetenz. Dieses mehrdimensionale Kompetenzprofil, welches auch von der DKG gefordert wird, soll auch für die praktische Weiterbildung das Ziel sein (DKG-Empfehlung für die Weiterbildung Notfallpflege vom 29.11.2016).

Die berufliche Handlungskompetenz wird beschrieben als Bereitschaft und Befähigung des Lernenden, sich in beruflichen und gesellschaftlichen Situationen sachgerecht, durchdacht sowie individuell und sozial verantwortlich zu verhalten. Die Handlungskompetenz wird mit dem Erlangen des Ausbildungsabschlusses offiziell bestätigt und muss im Verlauf des Berufslebens mittels Fortbildungsmaßnahmen weiter gewährleistet werden. Handlungskompetenz ergibt sich aus dem Zusammenspiel von Fachkompetenz, Personalkompetenz und Sozialkompetenz (Denzel 2019).

Ganz bewusst werden bei den pädagogischen Hinweisen der Fallbeschreibungen nur Stichpunkte aufgeführt. Diese sollen in Kooperation zwischen Praxisanleiterin und Weiterbildungsteilnehmerin ausformuliert und weiterentwickelt werden und damit die Basis einer lehrreichen pädagogischen Zusammenarbeit bilden.

> »Die Kunst ein Leben zu retten, besteht in der Kompetenz zu wissen, was meine Aufgabe ist und wo sie endet, im Geschick, die Aufgabe mit meinen Händen zu lösen, und dabei niemals die Gefühle und Ängste der betroffenen Menschen zu übersehen« (Bernd Fertig in Schubert & Kintzel 2012, Vorwort).

II Fälle

2 »Akute Lebensgefahr und keine Beschwerden – geht das?«

Irgendwie fühlt sich das seit einiger Zeit nicht gut an. Diese hartnäckige Erkältung seit Weihnachten bis ihm der Hausarzt ein Antibiotikum verschreibt. Ob das notwendig war? Gebracht hat es jedenfalls nix! Das Sodbrennen wäre noch durch die üppigen Mahlzeiten über die Feiertage zu erklären gewesen. Aber diese Brustschmerzen bei vertiefter Einatmung? Diese Art Beschwerden kannte er von sich nicht. Auch beim Sport, als Flügelstürmer beim Fußball musste er naturgemäß immer weite Wege gehen. War nie ein Problem. Auch mit der Luft nicht. Aber jetzt…

2.1 Fallbeschreibung

Ein komplizierter Fall

Der Rettungsdienst bringt am späten Nachmittag eines Werktages einen 28-jährigen Mann in Notarztbegleitung aus einer kardiologischen Praxis in die Notaufnahme. Herr Schulze[1] hatte sich dort mit einem Termin zur fachärztlichen Untersuchung vorgestellt.

Es liegt eine Einweisung des Kardiologen mit »Aortenektasie 6 cm Dissektion?« vor. Im Begleitschreiben zur Einweisung wird von einer erstmaligen Vorstellung in der Praxis berichtet. Der Patient habe sich in der Praxis nach Ausschluss eines akuten Koronarsyndroms sowie einer Pneumonie zwei Wochen zuvor zur weiteren Diagnostik vorgestellt. Bei einer bereits erfolgten pneumonologischen Untersuchung zeigte sich im Röntgenbild des Thorax eine Ektasie der Aorta ascendens. In der einweisenden Praxis erfolgte eine transthorakale Echokardiographie, in der sich bei guter Pumpfunktion des Herzens und kompetenter trikuspider Aortenklappe eine trichterförmige Ektasie der Pars ascendens der Aorta thoracica bis zu 60 mm zeigte. Unsicherheit bestand darüber, ob eine Dissektionsmembran erkennbar war. Zur weiteren Diagnostik erfolgt der arztbegleitete Transport in die Notaufnahme. Während des Transportes ist der Patient jederzeit hämodynamisch stabil, es werden vom Notarzt keine weiteren Maßnahmen getroffen.

---

1 Alle in diesem Buch verwendeten Namen und Personenbeschreibungen sind frei erfunden und Ähnlichkeiten zu realen Personen sind rein zufällig.

2.2 Ersteinschätzung

Der Patient wird im Schockraum übernommen. Bei direktem Arztkontakt und Übergabe durch den Notarzt des Rettungsdienstes an das versammelte Behandlungsteam aus Pflege und Arzt ist keine pflegerische Ersteinschätzung erforderlich. Bei Aufnahme ist Herr Schulze wach und beschwerdefrei. Die Vitalparameter sind normwertig, insbesondere im Seitenvergleich zeigt sich keine Abweichung der Blutdruckmessung. Zur kontinuierlichen Überwachung wird der Patient an das Monitoring der Notaufnahme angeschlossen.

2.3 Medizinische Aspekte

Bei auswärtiger Diagnostik und Verdacht auf eine Dissektion der thorakalen Aorta ist eine weitere Diagnostik indiziert. Bei der akuten Aortendissektion handelt es sich um einen lebensbedrohlichen Notfall. In den meisten Fällen wird sie begleitet von einem plötzlich einsetzenden starken Schmerz im Thorax und/oder Rücken, seltener auch im Abdomen. Da jedoch nicht alle Fälle mit solchen »Vernichtungsschmerzen« einhergehen, ist eine entsprechende Diagnostik geboten, sobald sich der Verdacht auf eine Aortendissektion stellt. Im konkreten Fall wurde ambulant bereits eine Diagnostik durchgeführt, die den Verdacht erhärtet. Somit muss bis zum Beweis des Gegenteils in der Versorgung von Herrn Schulze von einer möglichen Aortendissektion ausgegangen werden.

Bei einer *Aortendissektion* handelt es sich um einen Einriss der Tunica intima, zum Teil auch der Tunica media der Aortenwand, die zu einer Aufspaltung führt. Hierdurch kommt es zu einer Wühlblutung innerhalb der Aortenwand und es bildet sich ein falsches Lumen aus, das durch eine Dissektionsmembran vom wahren Lumen der Aorta getrennt ist. Der Beginn des Einrisses wird klinisch als »Entry« bezeichnet, sollte es einen oder mehrere Wiederanschlüsse an das wahre Lumen geben, werden diese als »Reentry« bezeichnet. Im falschen Lumen innerhalb der Gefäßwand liegt der Druck etwas höher als in der Aorta, wodurch die weitere Ausbreitung begünstigt und die Gefahr der kompletten Ruptur erklärt wird. Die Ausbreitung erfolgt meist anterograd, ist aber auch retrograd möglich. In den meisten Fällen ist die Aorta ascendens betroffen (ca. 65 %), es sind aber auch Dissektionen der Aorta descendens (ca. 25 %) oder des Aortenbogens und der abdominellen Aorta möglich. Der Altersgipfel liegt im 5. und 6. Lebensjahrzehnt, Männer sind 2–5 Mal häufiger als Frauen betroffen. Als akut werden Dissektionen beschrieben, die innerhalb von zwei Wochen nach einem Erstereignis diagnostiziert werden.

Zu den möglichen Ursachen gehören degenerative Veränderungen der Aortenwand. Als Risikofaktoren gelten die arterielle Hypertonie, sowie erbliche Bindegewebserkrankungen (Marfan-Syndrom, Ehlers-Danlos-Syndrom) durch die erhöhte Elastizität des Bindegewebes oder auch Vaskulopathien (Möllmann & Brune 2019).

Die Einteilung der Aortendissektion erfolgt international nach Stanford oder DeBakey (▶ Abb. 2.1). In der täglichen Routine wird die Einteilung nach Stanford vorgenommen, der Typ A beschreibt alle Dissektionen, die einen Anteil in der Aorta ascendens haben, Typ B alle Dissektionen, bei denen die Aorta ascendens nicht betroffen ist und die distal des Abganges der linken A. subclavia beginnen. Somit sind bei Typ-B-Dissektionen die hirnversorgenden Gefäße nicht betroffen, wodurch sich eine oftmals andere klinische Präsentation erklärt.

Das Marfan-Syndrom

»Das Marfan-Syndrom (MFS) ist eine Bindegewebserkrankung, deren Ursache eine genetische Veränderung im Gen für das Eiweiß »Fibrillin« ist. Unerkannt kann das Marfan-Syndrom zum plötzlichen Tod führen, weil die Gefahr besteht, dass die Hauptschlagader einreißt. Eine rechtzeitige Diagnose der Krankheit kann daher lebensrettend sein. Bis heute ist die zwar nicht heilbar, aber sie ist mit Mitteln der modernen Medizin so behandelbar, dass schwerwiegende Komplikationen vermeidbar werden.« (Marfan Hilfe Deutschland e.V. 2018)

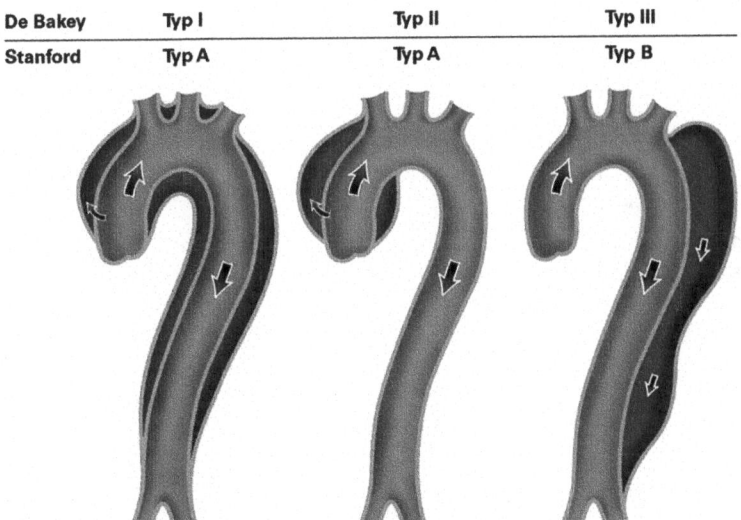

Abb. 2.1: Klassifikation der Aortendissektion (Köhler 2018, S. 205)

Die 30-Tage-Mortalität der Typ-A-Dissektion liegt unbehandelt bei über 50 %, mit Operation versterben ca. 20 % der Patienten.

Herr Schulze befindet sich in einem stabilen Zustand und verneint Schmerzen (0 von 10 auf der numerischen Rating-Skala). Die körperliche Untersuchung ergibt einen unauffälligen Befund, neurologisch zeigen sich keine Ausfälle, die Pulse sind seitengleich kräftig tastbar. Vom klinischen Ersteindruck präsentiert sich ein junger Mann ohne augenscheinliche Beeinträchtigungen. Dennoch erfordert der Verdacht auf eine Aortendissektion einen vorsichtigen Umgang. Bei ängstlichem Patienten sollte eine Sedierung erwogen werden, um Blutdruckspitzen zu vermeiden.

Allergien sind keine bekannt, als Vormedikation wurde bis zum Vortag Cefuroxim 500 mg zweimal täglich zur Behandlung der ambulant diagnostizierten Pneumonie eingenommen. Die Blutgasanalyse ist unauffällig, in der durchgeführten Labordiagnostik ergeben sich keine Auffälligkeiten. Das EKG zeigt einen normofrequenten Sinusrhythmus, Linkstyp, ohne signifikante Erregungsrückbildungsstörungen und stellt einen Normalbefund dar.

Bei aktuell bestehendem Verdacht auf Aortendissektion erfolgt die Bestimmung der Blutgruppe sowie eine Anforderung von vier Erythrozytenkonzentraten. Die frühzeitige Anforderung ist bedeutsam, da die Blutgruppenbestimmung und Bereitstellung von Blutkonserven zeitaufwändig sind. Für das Labor ist eine Zeitangabe wichtig, innerhalb derer die Konserven bereitgestellt werden sollen. Die Kompatibilitätsprüfungen der Blutkonserven können maschinell oder per Hand erfolgen. Eine maschinelle Durchführung ist zeitaufwändiger, die manuelle Prüfung bindet personelle Ressourcen. Im Bereitschaftsdienst kann dies bedeuten, weiteres Personal im Rufdienst zu alarmieren. Daher hilft es gerade bei zeitkritischen Notfällen, frühzeitig Kreuzblut zu gewinnen und die zeitliche Dringlichkeit mit den Kolleginnen zu kommunizieren.

Die eindeutige Identitätssicherung des Patienten ist zwingend erforderlich, um Verwechslungen zu vermeiden und liegt in der Verantwortung des behandelnden Arztes. Während die Abnahme des Blutes an die Pflegekraft delegiert werden kann ist die Bescheinigung der Richtigkeit der Angaben auf dem Anforderungsschein sowie der Zugehörigkeit der Probe zum Patienten durch den Arzt mit Unterschrift zu bestätigen.

Durch den Rettungsdienst ist bereits ein periphervenöser Zugang etabliert worden. Im Rahmen der Erstversorgung in der Notaufnahme bietet sich die Anlage eines zweiten Zuganges bei potenziell kritischem Patienten an. Hierüber kann im gleichen Arbeitsschritt auch die Blutentnahme erfolgen.

Es sollte auf eine ausreichende Größe geachtet werden (mind. 18 G), damit eine Kontrastmittelgabe im Rahmen der weiteren Diagnostik hierüber erfolgen kann. Hierzu ist ein ausreichend großes Lumen erforderlich.

Zur Bestätigung der Verdachtsdiagnose wird die Indikation zur Durchführung einer CT-Angiographie der Aorta gestellt. Die Untersuchung wird in Rückenlage durchgeführt, über einen liegenden Venenzugang erfolgt die schnelle Applikation eines Kontrastmittels (meist um 100 ml). Durch die Applikation von Kontrastmittel ergeben sich mögliche Kontraindikationen, die jedoch bei vitaler Indikation bei hochgradigem Verdacht auf eine vorliegende Dissektion in den Hintergrund treten.

In der CT-Angiographie zeigt sich eine Typ-A-Dissektion der Aorta thorakalis mit bestehender Dissektionsmembran sowie Verdacht auf Hämatoperikard. Die Aorta ascendens ist bis maximal 7 cm geweitet, der Befund beginnt ca. 1–2 cm oberhalb der Aortenklappe und reicht bis ca. 3 cm an den Abgang der supraaortalen Äste heran. Es zeigt sich eine doppellumige Dissektionsmembran frei flottierend, die Koronararterien sind noch perfundiert. Es besteht ein geringer Perikarderguss von bis zu maximal 1 cm, der für den Patienten ohne unmittelbare Auswirkung ist.

Da eine operative Behandlung des Patienten im aufnehmenden Krankenhaus nicht möglich ist, wird eine Verlegung in ein Haus mit Herz-Thorax- und Gefäßchirurgie angestrebt. Das örtlich nächst erreichbare Krankenhaus ist aktuell mit der Behandlung eines vergleichbaren Patienten gebunden und hat keine Kapazität zur Übernahme, sodass ein weiter entfernt liegendes Krankenhaus kontaktiert wird. Hier besteht eine Übernahme- und Operationsmöglichkeit, sodass mit Herrn Schulze die Verlegung besprochen wird, mit der er einverstanden ist. Seit Aufnahme sind nun eineinhalb Stunden vergangen. Der Transport in das übernehmende Krankenhaus muss unter intensivmedizinischer Überwachung in Arztbegleitung erfolgen (Intensivtransport). Hierbei ist zu beachten, dass der Transport frühestmöglich bei der Rettungsleitstelle angemeldet wird. Die Organisation von Intensivtransporten ist in den einzelnen Bundesländern unterschiedlich organisiert, benötigt in aller Regel eine gewisse Vorlaufzeit. Entweder wird ein Spezialfahrzeug alarmiert, das unter Umständen eine gewisse Anfahrt zurücklegen muss, oder es wird der Patient in einem Rettungswagen befördert, der um zusätzliche Ausstattung (Spezialtrage, Perfusoren, Medikamente) erweitert wird. Ein begleitender Arzt wird in einem solchen System aus der Rufbereitschaft alarmiert. Um die Wartezeit auf den Transport zu verkürzen, ist eine frühzeitige Information der Rettungsleitstelle sinnvoll. Näheres zum Intensivtransport: (▶ Kap. 5).

Im Verlauf der Behandlung erfolgt zur Blutdruckkontrolle und zur Vermeidung von Blutdruckspitzen die intravenöse Gabe von insgesamt 10 mg Urapidil. Im Falle einer Tachykardie eignen sich Betablocker wie z. B. Metoprolol zur Frequenzkontrolle.

Hierbei sollte jedoch immer eine Aortenklappeninsuffizienz berücksichtigt werden, die auch in Folge der Dissektion entstanden sein kann. Bei hierdurch bedingtem Regurgitationsvolumen ist eine kompensatorische Tachykardie die einzige Möglichkeit, ein adäquates Herzzeitvolumen aufrecht zu erhalten. Sollten Schmerzen vorliegen, bietet sich eine Behandlung mit stark wirksamen Opioiden an, eine Anxiolyse kann mit Benzodiazepinen erfolgen.

II Fälle

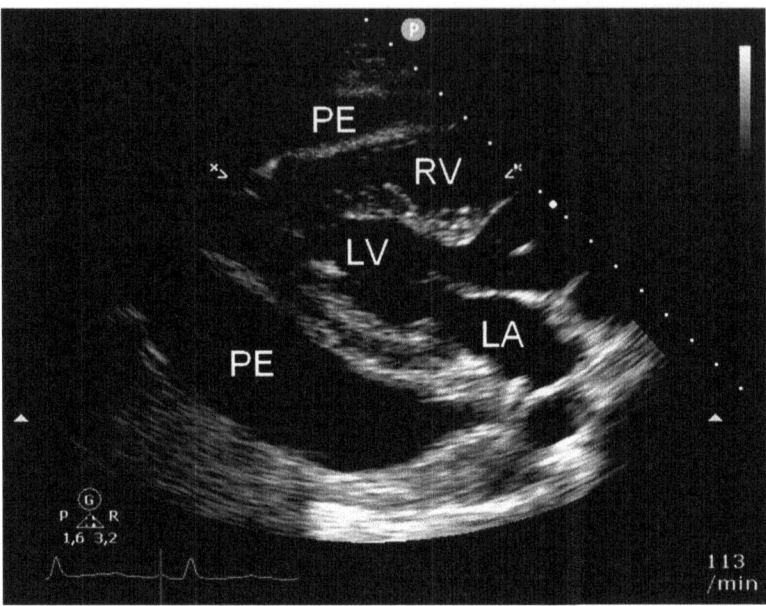

Abb. 2.2: Sonografische Darstellung eines Perikardergusses. LV: linke Herzhauptkammer; LA: linker Herzvorhof; RV: rechte Herzhauptkammer; PE: Perikarderguss

Perikarderguss

Bei einem Perikarderguss handelt es sich um eine vermehrte Ansammlung von Flüssigkeit zwischen parietalem und viszeralem Blatt des Herzbeutels (Perikard), die über das normale Maß von 25–50 ml hinausgeht (▶ Abb. 2.2). Als Ursachen kommen neben einer Gefäßverletzung (z. B. durch Ruptur oder Trauma) auch Infektionen oder bösartige Neubildungen in Frage. In der Echokardiographie lassen sich bereits kleine Ergüsse nachweisen, ebenso in der Computertomographie, wobei hier die Strahlenbelastung berücksichtigt werden muss.

Für die hämodynamischen Auswirkungen eines Perikardergusses kommt es weniger auf das absolute Volumen als auf die Zeit der Entstehung an. Während chronische Ergüsse mit großem Volumen (bis zu 1 Liter) gut kompensiert werden können, kann ein relativ kleiner Perikarderguss, der beispielsweise durch eine Gefäßruptur entsteht, den Patienten in kurzer Zeit relevant einschränken, da die Pumpfunktion des Herzens kritisch reduziert wird.

Zur engmaschigen Blutdruckkontrolle und zur Vermeidung von Blutdruckspitzen ist die Indikation zur invasiven Blutdruckmessung gegeben. Diese ist spätestens zur Operation erforderlich, jedoch auch für den Transport im Rettungswagen mit durch die Bewegungen während der Fahrt oft erschwerter nicht-invasiver Blutdruckmessung von großem Vorteil.

Zur invasiven Blutdruckmessung wird meist die A. radialis (Speichenschlagader) punktiert und kanüliert, da sie leicht zugänglich ist und auch bei Operationen mit ausgelagerten Armen gut erreichbar bleibt. Alternativ ist auch eine Punktion der A. ulnaris (Ellenschlagader), A. brachialis (Oberarmschlagader), A. femoralis (Oberschenkelschlagader) oder ggf. A. axillaris (Oberarmschlagader im Bereich der Achselhöhle) möglich. Vermieden werden muss die Punktion von A. radialis und ulnaris an der gleichen Seite, da im Falle einer Komplikation die Durchblutung der Hand gefährdet werden könnte. Wie bei jeder Punktion kann es zu Gefäßkomplikationen in Form von Ischämie, Infektionen, Thrombosen und Pseudoaneurysmabildungen (pathologische, lokal begrenzte Erweiterung der Arterienwand) kommen. Bei Punktionen am Arm sollte bevorzugt die nicht-dominante Hand punktiert werden. Hierbei ist auch die berufliche Anamnese zu berücksichtigen (z. B. dienstliche Waffenträger bei der Polizei), da eine Gefäßkomplikation hier schwerwiegende Folgen für das Berufsleben nach sich ziehen würde.

Die Gefahr einer Handischämie mit nachfolgender Nekrose ist bei ausreichender Überwachung insgesamt sehr selten.

Zur Vermeidung akzidenteller intraarterieller Medikamentengaben muss das System eindeutig (z. B. mit roten Dreiwegehähnen) gekennzeichnet werden.

In Vorbereitung auf den Transport wird ein Verlegungsbrief erstellt, sämtliche Laborparameter und das EKG werden beigefügt, Bilder und Befund des durchgeführten CTs werden auf DVD gebrannt und der aufnehmenden Klinik zur Verfügung gestellt. Zur Abrechnung des Transportes durch den Rettungsdienst wird eine Transportverordnung ausgefüllt. Die Versicherungskarte des Patienten wird dem Team des Rettungsdienstes übergeben, weitere persönliche Gegenstände des Patienten werden in einem gekennzeichneten Beutel übergeben.

Nach Übergabe an den begleitenden Notarzt erfolgt die komplikationslose Verlegung auf die Intensivstation des übernehmenden Krankenhauses.

2.4 Pflegerische Aspekte

2.4.1 Eins-zu-eins-Bindung

Die Schwere der Erkrankung und das hohe Komplikationsrisiko machen es hier erforderlich, dass eine Pflegekraft für den gesamten Diagnoseprozess (insgesamt zweieinhalb Stunden) beim Patienten verbleibt. Bei Bedarf (z. B. zur Durchführung von Lagerungsmaßnahmen) ist eine Unterstützung durch weitere Pflegekräfte erforderlich. Diese Eins-zu-eins-Bindung hat zur Folge, dass diese Pflegekraft für diesen Zeitraum keine weiteren Aufgaben in der Notaufnahme übernehmen kann. Zu

Zeiten hoher Ressourcenauslastung durchaus problematisch, weil Pflegestellen für derart aufwendige Betreuungen i. d. R. nicht vorgehalten werden.

Nachdem wir Herrn Schulze vom Notarzt und seinem Team übernommen haben, bleibt eine Kollegin der Notfallpflege für den gesamten Diagnoseprozess bei dem Patienten. Wir versuchen Herrn Schulze zu beruhigen und erklären ihm den weiteren Ablauf. Welche Untersuchungen werden noch durchgeführt und wie wird das alles ablaufen. Wir unterstützen den Patienten beim Entkleiden und bitten ihn, seine Wertsachen abzulegen, Schmuck und Geldbörse/Handy werden sicher in einem sicher verschließbaren Beutel aufbewahrt und mit den Personalien des Patienten gekennzeichnet. Die Kleidung wird komplett in eine beschriftete Patiententüte gepackt. Dazu erfolgt eine Dokumentation mit unserer Unterschrift. Wir fragen Herrn Schulze, ob Angehörige bereits informiert sind oder ob wir jemanden anrufen sollen. Die Kontaktdaten der Angehörigen mit Telefonnummer hinterlegen wir in der elektronischen Patientenakte.

2.4.2 Strikte Bettruhe bei hochgradigem V. a. Aortendissektion

Bei der Verdachtsdiagnose Aortendissektion sind Komplikationen zu erwarten, die sich in einer plötzlich auftretenden hämodynamischen Instabilität zeigen können. Zur Prophylaxe hat der Patient bis zur Diagnosesicherung strikte Bettruhe einzuhalten. Darüber ist der Patient aufzuklären, ohne ihn durch dramatische Schilderung der drohenden Komplikationen zu beunruhigen. Formulierungen, wie »Aus Gründen der Sicherheit möchten wir Sie bitten, vorerst nicht das Bett/die Trage zu verlassen« können hilfreich sein. Weitere Pflegeaspekte folgen daraus. So stellt die Verrichtung der Ausscheidungen im Bett und in den Behandlungsräumen der Notaufnahme eine besondere Herausforderung dar. Vorhänge zwischen den Behandlungsplätzen der Untersuchungsräume bieten ein Minimum an Privatsphäre. Da Herr Schulze das Bett vorerst auf keinen Fall verlassen darf, wird ihm für die Harnausscheidung eine Urinflasche mit den dazu notwendigen Informationen gegeben.

2.4.3 Monitorüberwachung und Reanimationsbereitschaft

Kritische Patienten bedürfen einer besonderen Überwachung. In diesem Fall ist ein Monitoring mit den Parametern Blutdruck, Herzfrequenz, periphere Sauerstoffsättigung und Atemfrequenz indiziert. Die Blutdruckkontrolle sollte engmaschig erfolgen. In diesem Fall ist mit dem behandelnden Arzt der Messzyklus abzusprechen, sofern nicht abteilungsinterne Standards dies für überwachungspflichtige Patienten ohnehin festlegen. In diesem Fall entschied sich der zuständige Arzt für eine engmaschige Kontrolle mit fünfminütigem Intervall. Darüber hinaus sollte aufgrund der zu befürchtenden Komplikationen eine Reanimationsbereitschaft erfolgen. Hierzu muss sich der Notfallwagen mit dem entsprechenden Notfallequipment in räumlicher Nähe (z. B. im Raum oder vor der Tür) befinden. Auch hierbei ist zu beachten, dass der Patient nicht unnötig beunruhigt werden sollte. Aus diesem Grund wurde die gesamte Notfallausrüstung außerhalb des Sichtfeldes von Herrn Schulze hinter dem Kopfende platziert.

Die Blutgruppenbestimmung und die Anforderung der vier Erythrozytenkonzentrate erfolgt auf Anordnung des Arztes.

2.4.4 Begleiteter Transport zur Computertomografie

Beim Transport zur CT ist zu beachten, dass alle Überwachungsmaßnahmen lückenlos fortgeführt werden. Dazu wird eine mobile Überwachungseinheit angeschlossen. Zur Sicherheit wird ein Notfallrucksack mitgenommen, der im Wesentlichen alle Notfallinstrumente und Medikamente enthält. Der Transport erfolgt in Begleitung der zuständigen Pflegekraft und des Arztes nach Abruf durch die MTA der Radiologie. Hier sind enge Absprachen notwendig, damit das Team der Notaufnahme nicht mit einem kritisch kranken Patienten vor verschlossener Tür steht oder das CT durch eine andere Untersuchung blockiert ist. Hausintern müssen feste Absprachen erfolgen, wie die Dringlichkeit der Untersuchung an die Radiologie kommuniziert wird und umgekehrt, wer der Ansprechpartner in der Notaufnahme bei Abruf des Patienten ist. In der Röntgenabteilung ist auf eine schonende Umlagerung des Patienten auf den CT-Tisch zu achten. Dabei stehen Hilfsmittel, z. B. ein Rollboard oder eine Edelstahlrutsche, zur Verfügung. Bei der Umlagerung helfen alle anwesenden Mitarbeiter, je mehr Personen helfen, desto leichter und schonender ist der Vorgang für Herrn Schulze. Unter Umständen müssen weitere Kollegen zur Hilfe gerufen werden. Herr Schulze wird vor Beginn der Umlagerung informiert, was jetzt passiert und wie er sich verhalten soll. Der Helfer, der am Kopf steht, gibt das Kommando zum gemeinsamen Umlagern. Auch wird er über den Ablauf der Untersuchung aufgeklärt, dass die Unterlage hart ist, sich der Tisch bewegt und die MTA Kommandos zum Atemanhalten geben wird. Durch den diensthabenden Radiologen erfolgt die Aufklärung über die Durchführung der CT-Angiographie mit Kontrastmittelgabe und Erläuterung der Nebenwirkungen (Wärmegefühl, Flush). Parallel erfolgt durch die Pflegerin der Notaufnahme gemeinsam mit der MTA der Anschluss des Kontrastmittelinjektors an den vorhandenen venösen Zugang. Der Überwachungsmonitor wird so platziert, dass er aus dem Kontrollraum während der Untersuchung für das Team der Notaufnahme jederzeit zu sehen ist.

> Herr Schulze blickt ein wenig unsicher umher. Die Pflegekraft wirkt beruhigend auf ihn ein: »Herr Schulze, die folgende Untersuchung ist nicht schmerzhaft. Wir machen einige Röntgenbilder im Schichtverfahren, damit wir die Organe in Ihrer Brust besser beurteilen können. Das wird auch nur ein paar Minuten dauern. Während der Untersuchung sind wir nicht im Raum, aber wir sind nebenan. Sie können mit uns reden und wir mit Ihnen. Bitte folgen Sie den Anweisungen meiner Kollegin zur Ein- und Ausatmung. Haben Sie alles verstanden?« Herr Schulze hat aufmerksam zugehört und erwidert: »Ja, danke. Darf ich mich melden, wenn es mir nicht gut geht. Die Brustschmerzen bei der Einatmung sind für

mich fremd und etwas beunruhigend.« »Aber natürlich. Melden Sie sich einfach, wenn etwas sein sollte oder es Ihnen nicht gut geht. Wir können die Untersuchung jederzeit unterbrechen. Auf jeden Fall sehen wir hinterher klarer. Vielleicht finden wir sogar die Ursache für Ihre Beschwerden«, entgegnet die Notfallpflegerin.

2.4.5 Maßnahmen nach der CT (OP-Vorbereitung)

Um eine kontinuierliche Kreislaufüberwachung zu gewährleisten, wurde die Anlage einer invasiven Blutdruckmessung angeordnet. Diese Maßnahme macht eine indirekte Blutdruckmessung über eine Druckmanschette überflüssig. Außerdem besteht die Möglichkeit, aus dem System ohne wiederkehrende Gefäßpunktionen Blut für diagnostische Zwecke zu gewinnen. Da es sich hierbei um arterielles Blut handelt, können auch valide Aussagen zur Sauerstoffsättigung des Blutes getroffen werden.

Die Arterien im Körperkreislauf führen sauerstoffreiches, die Venen sauerstoffarmes Blut. Im Lungenkreislauf ist es umgekehrt.

Vorbereitung eines Druckspülsystems für die invasive Blutdruckmessung

Für die kontinuierliche Druckmessung gibt es fertig zusammengebaute Druckmesssysteme für den Einmalgebrauch. Bei der Entnahme sollte man darauf achten, dass alle Konnektionsstellen fest miteinander verschraubt sind. Das System wird mit NaCl 0,9 % (Beutel) luftleer gemacht und durchgespült. Beim Spülen muss man darauf achten, dass sich keine Luftblasen mehr im System befinden. Dies könnte zu Messartefakten und zu einer Gefahr für den Patienten durch Luftinjektion führen. Ist das System gespült, wird durch einen speziellen Druckbeutel circa 250–300 mmHg Druck auf den Infusionsbeutel gegeben. Dadurch entsteht eine Mikrospülung im System und verhindert, dass sich die arterielle Kanüle zusetzt. Der Fluss beträgt in etwa 4 ml/h. Der Druckwandler wird an den Monitor angeschlossen und der Transducer (Druckaufnehmer) wird in Höhe des rechten Vorhofes positioniert und anschließend kalibriert. Zur Atmosphäre hin erfolgt ein Nullabgleich. Die Vorbereitung des Systems sollte zeitnah vor Anlage der arteriellen Kanüle erfolgen (Striebel 2012).

Es erfordert eine aseptische Arbeitsweise!
Ohne Kalibrierung keine Messung!
Abnahme von Kreuzblut für die Anforderung von Blutkonserven.

Zur Bestimmung der Blutgruppe, zur Durchführung der Kreuzprobe und des Antikörpersuchtests (Suche nach irregulären Antikörpern) wird Herrn Schulze Blut abgenommen. Dazu erfolgt die Abnahme von zwei Röhrchen à 7,5 ml (EDTA/Serum). Die Röhrchen werden eindeutig gekennzeichnet, um Verwechslungen zu vermeiden. Das korrekte Ausfüllen des Anforderungsscheines ist hier wichtig, um Rückfragen vom Labor zu vermeiden und eine schnelle Bearbeitung zu gewährleisten. Nach der Abnahme erfolgt unverzüglich der Transport in das Labor.

Die wichtigsten Punkte auf dem Anforderungsschein sind:

- Patientendaten
- Datum/Uhrzeit und Unterschrift des Abnehmenden
- Wann werden die Konserven benötigt? Notfall oder Dringlich – Können wir eine Zeitreserve einräumen?
- Bereitstellung zur OP?
- Wie viele Konserven werden benötigt?
- Name und Unterschrift des anfordernden Arztes

2.4.6 Beratung von Angehörigen

Während der Versorgung des Patienten melden sich Mutter und Lebensgefährtin am Leitstand. Da Herr Schulze wach und ansprechbar ist, wird er gefragt, ob seine Angehörigen zu ihm kommen dürfen, was er bejaht. Vor jeglicher Auskunft an Angehörige ist die ärztliche Schweigepflicht, die sich auch auf alle anderen an der Versorgung Beteiligten erstreckt, zu beachten. Somit ist der Patient zu fragen, ob Auskünfte gegeben werden dürfen bzw. über Untersuchungsergebnisse und das weitere Vorgehen mit ihm gesprochen werden soll, während Angehörige im Raum sind. Während sich die meisten Patienten die Anwesenheit von Angehörigen wünschen, muss dies nicht immer gegeben sein und der Patientenwille ist zwingend zu erheben und zu berücksichtigen.

Sind Angehörige anwesend, stellt dies eine gute Gelegenheit dar, dass der Patient Wertsachen in die Obhut seiner Angehörigen übergibt. Dies sollte durch die Pflegekraft dokumentiert werden, ebenso der Verbleib von Wertsachen für den Fall einer Verlegung auf eine Station, in den OP oder nach extern.

2.5 Pädagogische Aspekte

> **Die Notaufnahme als Ort des Lernens**
>
> Der Fall von Herrn Schulze bietet gute Möglichkeiten, geeignete Ansatzpunkte zur geplanten Anleitung zu finden. Im Vordergrund stehen hier die Überwachung und die Diagnostik bzw. die Transportwege. Auch die Kommunikation mit dem Patienten, der in der aktuellen Situation annähernd beschwerdefrei ist, kann für den besonderen Lernprozess einer Notaufnahme dienen. Die Lernende kann hier ohne den sonst üblichen Zeitdruck die spezifischen Maßnahmen in

II Fälle

> Zusammenarbeit mit der Praxisanleiterin vornehmen. Eine ergänzende Reflexion und theoretische Aufarbeitung im Nachgang ist immer zu empfehlen, da in der Situation nicht alles in Anwesenheit des Patienten besprochen werden kann und ein Kompetenzfortschritt zusätzliche Impulse braucht.

Tab. 2.1: Praxisanleitungen zum Fall

Lernaspekt/ Kompetenz	Gegenstand/Inhalt
Pflegeintervention	1. Monitorüberwachung (Monitoring) 2. Transport und Begleitung zur CT 3. Assistenz bei der Anlage eines arteriellen Katheters zur invasiven Blutdruckmessung und Richten eines Drucksystems
Thema	1. Umfang und Durchführung der Monitorüberwachung 2. Pflegerische Aufgaben beim CT-Transport 3. Materialien und Handlungsschritte zur Anlage eines arteriellen Gefäßzugangs
Ziele	1. Die zügige Durchführung der Monitorüberwachung wird sicher beherrscht. 2. Die pflegerischen Aufgaben zum CT-Transport werden sicher beherrscht. 3. Die Assistenz zur Anlage eines arteriellen Gefäßkatheters und das Richten/Anschließen eines entsprechenden Drucksystems werden sicher beherrscht.
Fachkompetenz	1. Der Umfang der zu überwachenden Parameter ist bekannt. 2. Die Handlungsabläufe vor, während und nach dem CT-Transport sind bekannt. 3. Die möglichen Punktionsorte und die anatomischen/physiologischen Gegebenheiten sind bekannt. Der Umfang der benötigten Materialien ist bekannt.
Methoden- kompetenz	1. Die Bedienung der Überwachungsmonitore und der einzelnen Komponenten werden sicher beherrscht. 2. Die einzelnen, für den CT-Transport erforderlichen Handlungsabläufe werden sicher beherrscht. 3. Die Vorbereitung und die assistierende Tätigkeit bei der Katheteranlage werden sicher beherrscht. Die Vorbereitung und der Anschluss des arteriellen Drucksystems werden sicher beherrscht.
Personelle/ Sozialkompetenz	1. Persönliche Hygiene und Sicherungsmaßnahmen werden berücksichtigt. 2. Die Kommunikation mit anderen Berufsgruppen während des Transports ist angemessen. Die Reflexion des eigenen Verhaltens ist realistisch und selbstkritisch. 3. Die Kommunikation und die Zusammenarbeit mit der durchführenden Ärztin erfolgt kollegial. Die Handlungsschritte werden in angemessener Zeit durchgeführt. Die Reflexion des eigenen Arbeitsergebnisses ist realistisch.

2.6 Weiterer Verlauf

Im übernehmenden Krankenhaus erfolgte die notfallmäßige operative Versorgung. Intraoperativ zeigte sich eine subakute/chronische Typ-A-Dissektion der Aorta. Es erfolgten ein Ersatz der Aorta ascendens durch eine Gefäßprothese sowie eine Aortenklappenrekonstruktion. Die Entwöhnung von der Herz-Lungen-Maschine gelang problemlos. Der Patient wird kreislaufstabil ohne Katecholaminunterstützung auf die Intensivstation verlegt und am Folgetag extubiert. Die histologische Untersuchung der Aortenwand legt eine marfanähnliche Erkrankung nahe. Nach Entlassung aus der Akutbehandlung folgt eine Anschlussheilbehandlung, aus der der Patient in gutem Zustand in die gewohnte Umgebung entlassen werden kann.

Gibt's doch gar nicht – oder? Das kann er kaum glauben. Nicht einmal 30 Jahre alt und
dann sowas. Okay, Beschwerden hatte er schon, aber dass da eine so gefährliche Erkrankung hintersteckt. Diagnostik von oben bis unten. Gut, dass die in der Praxis und in der Klinik so genau hingeschaut haben. Und dann die Operation. Brustkorb auf, Gefäßprothese rein. Alles sogar mit Herz-Lungen-Maschine. Also das ganz große Besteck. Aber jetzt heißt es erst mal wieder auf die Beine kommen.
Auf jeden Fall könnte man seine Geschichte glatt in einem Buch verarbeiten.

3 Gelbe Haut und Oberbauchbeschwerden

 Die Feiertage hatten sie ganz gut überstanden. Sogar die Kinder kamen über Weihnachten zu Besuch. Natürlich gab es da auch gut zu essen. Da wundert man sich schon gar nicht, wenn es mal im Bauch etwas zwickt. Aber diesmal war es schon mehr als sonst. Im neuen Jahr wollte er unbedingt kürzer treten mit den Kalorien. Ein bisschen mehr Bewegung auch, trotz des Alters. Und im Frühjahr auf jeden Fall wieder mehr in den Garten. Nur jetzt geht gar nichts mehr. Hoffentlich ist der Doktor da. Willi Lemke greift zum Hörer und wählt die ihm inzwischen vertraut gewordenen Nummer seines Hausarztes.

3.1 Fallbeschreibung

Ein Routinefall

Es ist Donnerstagvormittag, gegen 11 Uhr und unser nächster Patient kommt mit einer Einweisung vom Hausarzt. Mit dem Rettungsdienst wird der Patient sitzend über die Triage in den Behandlungsbereich gefahren. Beim Begrüßen des Patienten fällt ein stark ausgeprägtes ikterisches Hautkolorit auf. Herr Lemke ist 83 Jahre alt und hatte vor drei Tagen stärkste dumpfe Oberbauchbeschwerden, beidseits nach dorsal ausstrahlend. Im Verlauf war er weniger schmerzgeplagt und stellte sich heute beim Hausarzt vor. In der Sonografie des Abdomens zeigten sich deutlich gestaute Gallengänge. Bei dringendem Verdacht auf eine biliäre Pankreatitis erfolgte die Einweisung in unsere Klinik.

 Der Grund zur dringlichen Vorstellung in der Notaufnahme ergibt sich bei Herrn Lemke aus den starken Schmerzen und dem dringenden Verdacht auf eine Pankreatitis. Diese ist durch den Hausarzt in der Sonografie vermutet worden. Der Verdacht sollte laborchemisch und gegebenenfalls durch weiterführende Bildgebung erhärtet oder verworfen werden. Während die Entzündung eine zeitnahe Diagnostik erfordert ist bei den berichteten stärksten Schmerzen eine Überwachung und eventuelle Schmerzbehandlung angezeigt. Beides muss direkt erfolgen, sodass eine weitere ambulante Behandlung durch niedergelassene Fachärzte nicht sinnvoll ist. Der Hautikterus allein bedingt keinen Grund zur Vorstellung in der Notaufnahme. Hätte es sich bei Herrn Lemke um einen schmerzlosen Ikterus gehandelt und wäre in der Sonografie kein Hinweis auf eine akute Entzündung gesehen worden, so hätte eine Vereinbarung zur geplanten Aufnahme in der Gastroenterologie durch den Hausarzt vereinbart werden können.

3.2 Ersteinschätzung

Herr Lemke wird in der Ersteinschätzung nach *Emergency Severity Index (ESI)* auf drei eingestuft. Der Patient benötigt zwei Ressourcen. Unter Ressourcen fallen hier die Blutentnahme mit Bestimmung der Laborparameter und eine Sonografie. Das Leitsymptom ist Ikterus. Die Temperatur beträgt 37,4 °C und die Schmerzen werden bei 4 von 10 mit der *Numerischen Rating-Skala (NRS)* erfasst.

3.3 Medizinische Aspekte

»Die Notaufnahme soll und kann die Arbeit der Normalstation nicht ersetzen. Sie muss aber so viel Diagnostik betreiben, wie zur Beantwortung folgender drei Fragen notwendig ist:

- Ist der Patient akut krank oder gefährdet?
- Kann er ambulant behandelt oder muss er stationär aufgenommen werden?
- Welcher Fachabteilung wird der Patient nach Abschluss der Notfallbehandlung zugewiesen?

Anamnese und körperliche Untersuchung sollen so gründlich sein, dass sie nicht wiederholt werden müssen und diese drei Fragen fundiert beantwortet werden können. Aufnahmeärzte machen das den ganzen Tag und laufen Gefahr, sich nur auf das für die Beschwerden Wesentliche zu beschränken.

Alle diagnostischen Hilfsmittel sollten der Notaufnahme so unmittelbar zur Verfügung stehen, dass diese drei Fragen in ein bis zwei Stunden beantwortet sind und der Patient entlassen bzw. verlegt werden kann. Das gilt nicht nur für Labor, EKG, Röntgen, Ultraschall und Endoskopien, sondern auch für die Verfügbarkeit von Konsiliarärzten.« (Francke 2010, S. 3)

Kommen wir also zurück zu unserem Fall. Herr Lemke kommt sitzend und nach eigener Aussage aktuell ohne Beschwerden in unsere Notaufnahme. Die Ursachen für seine Beschwerden können unterschiedlicher Genese sein. Versuchen wir also, die drei Fragen zu beantworten und beginnen mit der Diagnostik.

Das Ergebnis der ärztlichen Untersuchung: Es handelt sich hier um einen Patienten in einem leicht reduzierten Allgemeinzustand mit stabilen Vitalzeichen. Der Bewusstseinszustand ist wach und Herr Lemke ist zeitlich, örtlich, zur Person und Situation orientiert (ZOPS). Unter Ernährungszustand wird er als adipös eingestuft.

Übergewicht bzw. Adipositas wird mit dem Body Mass Index (BMI) klassifiziert. Der BMI, oder auch Körpermasseindex, bewertet das Körpergewicht in Bezug zum Quadrat der Körpergröße eines Menschen. Die Einheit ist folglich kg/m^2. Der BMI kann zur Einschätzung von Unter- oder Übergewicht verwendet werden. Die Weltgesundheitsorganisation definiert einen BMI $<18{,}5\ kg/m^2$ als Untergewicht, $\geq 25\ kg/m^2$ als Übergewicht. Ab einem BMI ≥ 30 wird von Adipositas gesprochen (WHO 2020).

Wichtig ist auch die Unterscheidung zwischen schmerzlosem und schmerzhaftem Ikterus als Hinweis auf eine akut-obstruktive Komponente im Gallengangsystem (Steine – Sludge = schmerzhaft) oder eine chronische Obstruktion (Tumoren, Verschluss durch Fremdkörper = eher schmerzlos) (Rockmann 2018).

3.3.1 Der Stellenwert der Laborentnahme

Bei Abdominalerkrankungen ist die breite Labordiagnostik neben der Sonografie das wichtigste Diagnostikum. Sie ermöglicht eine Eingrenzung der Differenzialdiagnosen und erlaubt deren Riskoabschätzung: deutlich erhöhte vs. normale Entzündungswerte, Nierenversagen aus Flüssigkeitsmangel (bei Flüssigkeitsverlust über den Darm) etc. (Rockmann 2018).

Handelt es sich bei Herrn Lemke tatsächlich um eine Pankreatitis? Um das herauszufinden erfolgt die Diagnostik mithilfe pankreasspezifischer Werte im Blut. Im Labor zeigt sich eine Erhöhung der Lipase. Die Amylase wurde in unserem Fall nicht im Serum bestimmt. Je nach Ursache und Verlauf tritt auch eine Erhöhung von CRP, Harnstoff, Kreatinin oder Leukozyten auf.

Herr Lemke war gestern beim Hausarzt und bringt uns bereits Laborbefunde mit. In der folgenden Tabelle (▶ Tab. 3.1) ist ein Auszug der Werte aufgeführt.

Tab. 3.1: Laborbefunde des Hausarztes

Analyse	Laborwert Pat./Einheit	Referenzbereich
Lipase	916 U/l	12–53
GOT/ASAT	53 U/l	<50
GPT/ALAT	122 U/l	<50
GGT	239 U/l	<60
CRP	109,97 mg/l	<5
Leukozyten	5,61 G/l	3,5–9,8

Bei Aufnahme in unserer Notaufnahme erfolgt direkt nach Anlage eines peripher-venösen Zuganges eine venöse Blutentnahme. In der folgenden Tabelle (▶ Tab. 3.2) ist der Laborbefund dargestellt.

Tab. 3.2: Laborbefunde nach Aufnahme

Klinische Chemie	Laborwert Pat./Einheit	Referenzbereich
CRP	51,7 mg/dl	< 5
Harnstoff	51 mg/dl	17–48
Kreatinin	1,20 mg/dl	0,67–1,17
eGFR (CKD-Epi)	55,6	1
Bilirubin	1,5 mg/dl	< 1,2
ALT	72 U/l	< 41
AST	34 U/l	10–50
AP	144 U/l	40–129
GGT	204 U/l	8–61
LDH	173 U/l	135–225
Lipase	732 U/l	13–60
CK	48 U/l	< 190
Glucose i. P.	129 mg/dl	75–121
Gerinnung		
Quick	44 %	77–116
INR	1,68	
PTT	34	25–38
Hämatologie		
Leukozyten	4,2/nl	4,23–9,07
Erythrozyten	5,17/pl	4,63–6,08
Hämoglobin	14,9 g/dl	13,7–17,5
Thrombozyten	96/nl	160–370

Im Labor der Hausarztpraxis zeigte sich eine Erhöhung der Lipase sowie der Transaminasen als möglicher Hinweis auf eine Pankreatitis. Diese Ergebnisse bestätigen sich im Labor der Notaufnahme, sodass eine weiterführende Diagnostik angezeigt ist.

Die wichtigste weiterführende Diagnostik ist die Sonografie. Sie sollte bei allen Patienten mit abdominellen Beschwerden, speziell mit auffälligen Laborwerten, durchgeführt werden (Rockmann 2018).

Sonografie

Mit der Sonografie steht in der Notaufnahme ein bildgebendes Verfahren bettseitig zur Verfügung. Die Vorteile liegen neben der direkten Verfügbarkeit am Patienten darin, dass innerhalb kurzer Zeit entscheidungsrelevante Befunde vorliegen. So erlaubt die Sonografie in kurzer Zeit die Bestätigung oder den Ausschluss bedrohlicher Verdachtsdiagnosen. Beim kritischen Patienten können durch eine fokussierte Notfallsonografie Aussagen zur Pumpfunktion des Herzens, zum Volumen- und Gefäßstatus sowie wesentlichen Pathologien der Atmung und Bauchorgane getroffen werden. Einschränkend ist anzumerken, dass die Sonografie wie auch andere diagnostische Maßnahmen stark von der Erfahrung des Untersuchers abhängt und die Umgebungsbedingungen einer Notaufnahme oftmals nicht annähernd so gut sind, wie in einem speziellen Untersuchungszimmer (beispielsweise Lagerungsmöglichkeiten, Lichtverhältnisse).

Bei Herrn Lemke bietet sich eine bettseitige Sonographie noch in der Notaufnahme an, um die vom Einweiser beschriebenen Befunde zu prüfen und gegebenenfalls zu ergänzen. Welches Ausmaß hat die Cholestase, finden sich Gallengangskonkremente? Wie stellt sich das Leberparenchym dar, gibt es Hinweise auf Raumforderungen? Zeigt sich eine Lebervenenstauung? Zeigen sich Hinweise auf eine Pankreatitis? Finden sich differentialdiagnostisch relevante andere Pathologien wie Abszesse, wie ist die Darmmotilität (Peristaltik?). Gibt es bei Herrn Lemke bei leicht erhöhtem Kreatinin Zeichen einer Nierenstauung als Hinweis auf ein beginnendes postrenales Nierenversagen? Wie ist die Harnblase gefüllt?

Während die Sonografie in der Notfalldiagnostik der Klärung wegweisender Fragen dient, können unter Umständen nicht alle Fragen abschließend geklärt werden und es kann erforderlich sein, während des stationären Aufenthaltes eine vollständige Abdomensonografie durchzuführen. Auf alle Fälle sollten jedoch die relevanten Fragestellungen beantwortet werden können und es sollte am Ende der fokussierten Notfalluntersuchung feststehen, ob eine unmittelbare weiterführende Diagnostik oder Therapie erforderlich ist. Dies wäre im Fall von Herrn Lemke die Frage, ob eine CT des Abdomens zeitnah erforderlich ist oder die weitere Diagnostik von Station aus erfolgen kann. Neben der Relevanz für den einzelnen Patienten sollte hier der Fokus auch auf dem Gesamtprozess der Notaufnahme liegen, damit nicht durch eine vorgezogene Diagnostik im Rahmen der Notfallbehandlung die Ressourcen (Personal, Geräte) an anderer Stelle bei anderen Patienten fehlen.

»Die Verdauungsenzyme der Bauchspeicheldrüse werden nicht in den Darm abgegeben, sondern schon am Ort ihrer Entstehung aktiv« (Andreae 2009, S. 259). Es kommt deshalb zur Selbstverdauung der Bauchspeicheldrüse, was die akute Pankreatitis lebensbedrohend macht

»Akute Pankreatitis. In 50–60 % der Fälle handelt es sich um eine biliäre Pankreatitis. Sie entsteht durch eine Erkrankung der Gallenwege (z. B. Cholelithiasis), durch die die Gallenflüssigkeit gestaut wird. 20–30 % der akuten Pankreatitiden werden durch Alkoholmissbrauch verursacht. Bei den restlichen 10 % entsteht die akute Pankreatitis ohne erkennbare Ursache (idiopathisch). Mechanische Ursachen wie penetrierende Ulzera oder eine Verengung des Zwölffingerdarms spielen nur eine untergeordnete Rolle. Etwa 80 % der Patienten erkranken meist angesichts überreichlicher Ernährung. Oft häufen sich an Weihnachten die Pankreaserkrankungen. Seltener sind Virusinfektionen die Ursache (z. B. Hepatitis) oder auch Operationstraumen, Fettstoffwechselstörungen (Hyperlipidämie), Überfunktion der Nebenschilddrüse (Hyperparathyreoidismus) und Nebenwirkungen von Medikamenten.« (Andreae 2009, S. 259)

3.4 Pflegerische Aspekte

Herr Lemke wird mit einem Rollstuhl in Begleitung eines Rettungssanitäters in das freie Behandlungszimmer gefahren. Der Patient ist aktuell soweit mobil, dass er sich selbstständig vom Stuhl auf die Trage mobilisieren kann. Wir informieren den Patienten, dass er in den nächsten Minuten von uns aufgenommen wird und erklären den weiteren Ablauf. Wir bitten Herrn Lemke erst einmal nüchtern zu bleiben und legen ihm ein Identifikationsarmband um.

Auf dem Flur treten wir an unseren Monitorarbeitsplatz und verschaffen uns kurz einen Überblick zu den Aufnahmedaten des Patienten. Eventuell gibt es vielleicht Risikofaktoren, wie z. B. eine bereits stattgefundene oder aktuelle Infektion, die dazu führende würde, den Raum mit Isolationsmaßnahmen zu kennzeichnen und uns entsprechend nach den Vorgaben der Hygiene, zu verhalten.

Die Behandlungszimmer in der Notaufnahme sind alle gleich aufgebaut und jedes mit einem Materialwagen ausgestattet. Bei Dienstantritt ist es erforderlich, die Wagen zu kontrollieren und auf Vollständigkeit zu überprüfen. Das spart im Arbeitsprozess Zeit und lange Wege. Nichts ist schlimmer, als während der Versorgung des Patienten ständig das Zimmer verlassen zu müssen, um Materialien zu holen. Das verunsichert auch den Patienten und bringt Unruhe in eine Situation.

Dazu gehört auch der sogenannte Bettplatzcheck. Bei Übernahme eines Bettplatzes mit Monitoring kontrollieren wir diesen auf Vollständigkeit und überprüfen das notwendige Zubehör: EKG-Klebeelektroden, Kabel vollständig und unversehrt? Sind RR-Manschetten in verschiedenen Größen vorhanden. Wandanschluss mit Sauerstoff/Aquabehälter. Sind Applikatoren für Sauerstoff vorhanden? Dieser sogenannte Check sollte zu Dienstantritt sattfinden und immer dann, wenn es zu Verlegungen oder Entlassungen gekommen ist. Letztendlich sollte man nicht vergessen, dass sich jeder Patient zu einem Notfall entwickeln kann, der schnelles Handeln erforderlich macht.

Bevor wir zu Herrn Lemke gehen, holen wir gleich noch das EKG-Gerät, um anschließend nach dem Aufnahmegespräch und der Blutentnahme ein 12-Kanal-EKG zu schreiben.

Die Indikation zum EKG ergibt sich bei Herrn Lemke aus den Oberbauchbeschwerden, bei denen differentialdiagnostisch eine kardiale Erkrankung in Betracht kommen kann. Ein 12-Kanal-EKG sollte bei allen Patienten mit Oberbauchbeschwerden geschrieben werden, nicht jedoch grundsätzlich bei allen Patienten einer Notaufnahme, da diese Maßnahme unnötig das Personal der Notaufnahme bindet, ohne dass sich eine unmittelbare therapeutische Konsequenz ergibt. Sollte im weiteren Verlauf ein EKG erforderlich werden, kann dies im Regeldienst über die Innere Medizin erfolgen.

Unsere Maßnahmen im Blick und hier noch einmal kurz zusammengefasst:

- Ersteinschätzung
- Beurteilung und ggf. Stabilisierung der Vitalparameter
- Anamnese
- Patienten entkleiden und über bevorstehende Untersuchung informieren
- (Ganz-)körperliche ärztliche Untersuchung/Sonografie
- Peripherer Venenzugang und Blutabnahme für laborchemische Untersuchung
- Schreiben eines 12-Kanal-EKGs
- Messung von RR, HF, SpO_2
- Ggf. Sauerstoffgabe

Ist eine Sauerstoffgabe erforderlich, sollte eine kontinuierliche Überwachung und Dokumentation der Sauerstoffsättigung erfolgen und die Indikationsstellung der Sauerstoffgabe regelmäßig überprüft werden.

Wir bereiten alles für die venöse Blutentnahme vor und schreiben ein 12-Kanal-EKG. Laut Anordnung soll Herr Lemke ebenfalls einen peripher-venösen Zugang erhalten. Später werfen wir einen Blick auf den ermittelten Glukose-Wert, um an dieser Stelle einen zusätzlichen BZ-Stix zu vermeiden.

Beim Legen eines peripher-venösen Zugangs immer an die Anordnung und Durchführungsverantwortung denken!
Liegedauer der Kanüle max. 72 h

Dokumentation des peripher-venösen Zugangs, mit Angabe von Größe und Lokalisation!

Herr Lemke erhält einen venösen Zugang (Größe 20 G) in den rechten Handrücken.

3.4.1 Die Bedeutung der Anamnese und das SAMPLER-Schema

Die vollständige Anamnese (Befragung) eines Patienten ist entscheidend für die Diagnostik und Therapie. Neben der direkten Anamnese des Patienten (Eigenanamnese) spielt auch die Fremdanamnese (z. B. Angehörige) eine wichtige Rolle. Gerade bei Menschen mit Bewusstseinsstörungen oder bei kleinen Kindern dient sie als einzige zusätzliche Informationsquelle.

Die Aufnahme von Herrn Lemke beginnt mit einer ausführlichen Anamnese, die wir nach SAMPLER durchführen (▶ Tab. 3.3). Ziel dabei ist es, dieses Schema nicht automatisiert abzufragen.

> Eine Anamnese sollte immer zielführend ablaufen und wichtige Maßnahmen zur Stabilisierung des Patienten sollten nicht hinter sie zurückfallen.

Es dient zur Kontaktaufnahme. Die Informationen, die wir dadurch erhalten, sollen zu einem ganzheitlichen Ergebnis führen. Mit der dementsprechenden sorgfältigen Dokumentation unterstützen wir pflegerisch den Prozess der Diagnosefindung.

> Bei dem Namen SAMPLER handelt es sich um ein so genanntes Akronym, also eine Abkürzung, die sich aus den Anfangsbuchstaben der einzelnen Kriterien bildet. Nebenbei lässt sich der englische Begriff (to sample = abfragen) leicht merken (Schmitz-Eggen 2019).

Tab. 3.3: SAMPLER-Schema

Akronym	Erläuterung
Symptome	Symptome, Beschwerden
Allergien	Überempfindlichkeiten, bekannte Allergien
Medikation	Dauermedikation, ggf. Medikamentenplan, aktuelle Medikation
Patientengeschichte	Vorerkrankungen, vorbestehende Befunde, bisherige Operationen, Schwangerschaft
Letzte Mahlzeit	Letzte Nahrungsaufnahme, ggf. Stuhl und Harnverhalten
Ereignis	Was hat zu dem Notfall geführt?
Risikofaktoren	z. B. Diabetes, Hypercholesterinämie, Hypertonie, familiäre Disposition

In unserer Fallbeschreibung wird ein ikterisches Hautkolorit genannt. Es wird ebenfalls als Leitsymptom festgelegt. Somit steht es auch an erster Stelle bei der

Anamnese nach SAMPLER. Wir hinterfragen genauer die Beschwerden von Herrn Lemke und den Zeitpunkt des Auftretens.

Im Gespräch schildert Herr Lemke, dass er seit einigen Tagen an Appetitverlust leidet. Übelkeit oder Erbrechen sind bisher nicht aufgetreten. Auch Fieber oder Schüttelfrost werden von dem Patienten verneint. Die Schmerzen im Oberbauch haben dazu geführt, dass er seinen Hausarzt aufgesucht hat.

Aber was steckt hinter dem Begriff Ikterus?

Ikterus (Gelbsucht)

»Übersteigt der Bilirubinspiegel einen Schwellenwert von 2–3 mg/100 ml, lagert sich das gelbe Bilirubin im Gewebe ab und wird zunächst in der Lederhaut des Auges sichtbar (Sklerenikterus). Höhere Bilirubinkonzentrationen führen zu einer dunkel- bis ockergelben Hautfärbung, dem klassischen Bild der Gelbsucht (Ikterus). Je nach Ursache werden bei der Gelbsucht unterschieden:

Prähepatischer Ikterus: Er ist Folge einer Überflutung der Leber mit unkonjugiertem Bilirubin. Hauptursache hierfür ist ein massenhafter Untergang roter Blutkörperchen (Hämolyse).

Intrahepatischer Ikterus: Ursache ist eine Leberfunktionsstörung (z. B. Hepatitis, alkoholische Leberzirrhose, Vergiftung). Das geschädigte Lebergewebe kann den Anfall an Bilirubin nicht mehr bewältigen; Bilirubin gelangt in das Blut des großen Kreislaufs. Beim Neugeborenen reicht die Aktivität des für die Konjugierung von Bilirubin verantwortlichen Enzyms in der Leber noch nicht aus; gleichzeitig findet sich kurz nach der Geburt eine erhöhte Hämolyserate. Bis zum 10. Tag nach der Geburt sollte der Bilirubinspiegel jedoch wieder im Normbereich liegen.

Posthepatischer bzw. extrahepatischer Ikterus: Er tritt bei einem Rückstau von Gallenflüssigkeit in die Leber (Cholostase, Cholestase) auf. Ursache ist die Blockade der ableitenden Gallenwege durch einen eingeklemmten Gallenstein oder einen Tumor. Gallenflüssigkeit tritt dabei in das Blut über, sodass der Blutspiegel des konjugierten Bilirubins ansteigt« (Schwegler 2016, S. 418–419).

Herr Lemke bringt folgenden Medikamentenplan mit (▶ Tab. 3.4):

Tab. 3.4: Vormedikation, Herr Lemke

Wirkstoff	Dosierung
Acetylsalicylsäure 100 mg	1-0-0
Atorvastatin AL 20 mg	1-0-0

3 Gelbe Haut und Oberbauchbeschwerden

Tab. 3.4: Vormedikation, Herr Lemke – Fortsetzung

Wirkstoff	Dosierung
Bisoprolol 2,5 mg	1-0-0,5
Ramipril 2,5 mg	1-0-1
Apixaban 5 mg	1-0-1
Finasterid 5 mg	1-0-0
Hydrochlorothiazid 12,5 mg	1-0-0
Macrogol 13,8 g	1-0-0
Pantoprazol 20 mg	1-0-0
Tamsulosin 0,4 mg	1-0-0
Torasemid 10 mg	2-1-0

Herr Lemke ist unter einer dauerhaften Antikoagulation mit Apixaban 5 mg täglich, aufgrund permanenten Vorhofflimmerns. Hierdurch können sich bei pflegerischen, diagnostischen oder therapeutischen Maßnahmen Blutungsrisiken ergeben!

Keine intramuskulären Injektionen!

Die Patientengeschichte von Herrn Lemke, Vorerkrankungen

Ischämische Kardiomyopathie bei koronarer Eingefäßerkrankung

- PCI (Perkutane Coronar Intervention) mit drug-eluting Stent-Implantation im Bereich des RIVA (Ramus interventricularis anterior) 1999 und 2008
- Mäßiggradig reduzierte linksventrikuläre Pumpfunktion 6/2017

Persistierendes Vorhofflimmern, leichtgradige Mitralinsuffizienz, Nephrolithiasis rechts

- Zustand nach ESWL (extrakorporale Stoßwellenlithotripsie) 2017

Bei der Extrakorporalen Stoßwellentherapie wird versucht, mit Hilfe von gebündelten Schallwellen, die direkt auf die betroffene Stelle gerichtet werden, den Fremdkörper so zu zerkleinern, dass er entweder auf natürlichem Weg abgeht oder operativ entfernt werden kann (Welk 2014).

Apoplex 2012, Arterielle Hypertonie, Hyperlipoproteinämie, Adipositas, Benigne Prostatahyperplasie, Zustand nach distaler peniler Harnröhrenenge, Zustand nach Blasenstein (bis 1,6 cm), Cholezystektomie 2006.

Allergien sind nicht bekannt.

Wir erfahren von Herrn Lemke, dass er von Beruf Bauingenieur war. In seinem Leben ist er viel gereist. Seine Ehefrau ist bereits frühzeitig verstorben und er lebt aktuell mit seiner neuen Lebensgefährtin in häuslicher Umgebung. Die Cholezystektomie vor einigen Jahren wurde in einer anderen Klinik durchgeführt. Die Steinleiden sind ihm schon einige Jahre bekannt und der aktuelle Aufenthalt in der Klinik bereitet ihm im Moment keine Ängste.

Cholezystektomie = Entfernung der Gallenblase

»Bei ungefähr zehn Prozent der Patienten ohne Gallenblase bilden sich nach der OP erneut Gallensteine. Diese Neubildung resultiert aus dem Umstand, dass die Ursachen für die Gallensteinbildung nicht beseitigt wurden. Vor allem, wenn sich die Gallengänge wie oben beschrieben erweitern, besteht ein erhöhtes Risiko auf die Steinneubildung. Durch die Ausweitung der Gallengänge verbleibt die Gallenflüssigkeit eventuell länger in den Gallengängen. Dies erhöht das Risiko auf eine Gallensteinneubildung in den Gallengängen. Sobald sich neue Steine gebildet haben und diese Gallensteine eine gewisse Größe erreichen, kann der Patient erneut unter verschiedenen Symptomen leiden. Erneute Gallenkoliken mit starken Schmerzen sind hierbei keine Seltenheit, sofern die Gallensteine in den Gallengängen den Abfluss der Gallenflüssigkeit behindern« (Mekras 2019, S. 1).

3.4.2 Das 12-Kanal-EKG – Gewusst wie!

»Mittlerweile ist die Elektrokardiographie aus dem medizinischen Alltag nicht mehr wegzudenken. Allein in Deutschland werden jährlich 20 Millionen EKGs abgeleitet« (Dietz 2007, S. 1).

Um das Herz und seine Aktion in den wichtigsten Richtungen zu erfassen, werden die Ableitungen durch zwei Ebenen, die Frontalebene und die Horizontalebene, gelegt. Die Frontalebene (Extremitätenebene) besteht aus insgesamt 6 Ableitungen: I, II, III (nach Einthoven) und aVR, aVL, aVF (nach Goldberger).

Die Horizontalebene besteht ebenfalls aus insgesamt sechs Ableitungen V1, V2, V3, V4, V5, V6 (nach Wilson).

Den idealen Ablauf einer Herzaktion erkennt man klassischerweise in der Ableitung II nach Einthoven. In der Ableitung II lässt sich das typische EKG (P-QRS-T) am besten finden (Dietz 2007).

Anbringen der Brustwandelektroden nach Wilson (▶ Abb. 3.1)

- V1 (rot) – rechts am Sternumrand, 4. Intercostalraum (ICR)
- V2 (gelb) – links am Sternumrand, 4. ICR
- V3 (grün) – auf der 5. Rippe auf der Hälfte der Strecke zwischen V2 und V4
- V4 (braun) – auf der Medioklavikularlinie im 5. ICR
- V5 (schwarz) – vordere Axillarlinie in Höhe 5. ICR
- V6 (lila) – mittlere Axillarlinie in Höhe 5. ICR

Das Anbringen der Extremitätenelektroden erfolgt nach Goldberger und Einthoven

Die Klemmen sollten etwa 2 cm oberhalb der Hand- und Fußgelenke angebracht werden.

- Elektrode (rot) – rechter Arm
- Elektrode (gelb) – linker Arm
- Elektrode (grün) – linkes Bein
- Elektrode (schwarz) – rechtes Bein

Das EKG mit den Patientendaten versehen.

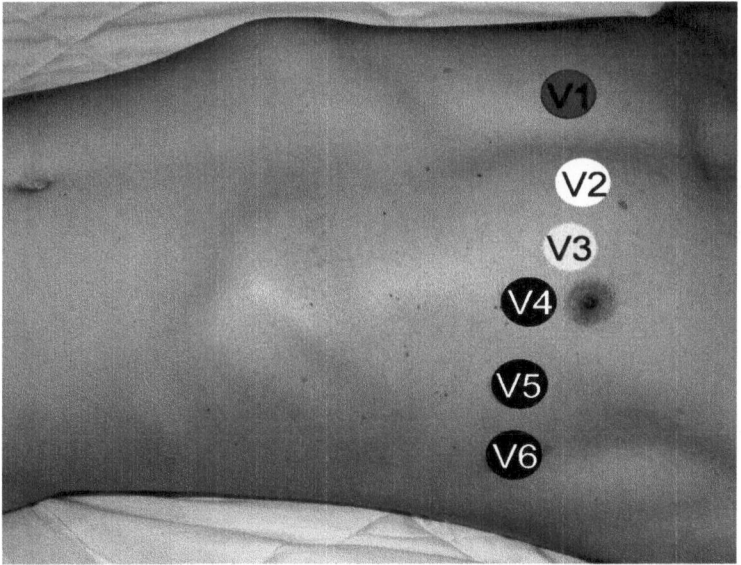

Abb. 3.1: Anbringen der Brustwandelektroden nach Wilson

Entweder wird die Fallnummer oder der Barcode als direkte Identifikation verwendet. Unser EKG-Gerät kann den Barcode einlesen und sendet das EKG direkt in die elektronische Patientenakte.

Wir erklären Herrn Lemke, dass er während des EKG-Schreibens bitte nicht spricht und ganz ruhig liegen bleibt. Anschließend überprüfen wir, dass das Kontaktspray vollständig getrocknet ist und helfen dem Patienten beim Ankleiden.

Durchführung des EKGs dokumentieren! Sollte es keine elektronische Akte geben, müssen alle Befunde immer mit einem Patientenkleber gekennzeichnet werden, um Verwechslungen zu vermeiden.

Selbstverständlich können die Extremitätenableitungen auch rumpfnah abgeleitet werden (z. B. beim Belastungs-EKG, man muss nur wissen, dass das nahe Anbringen am Rumpf wegen Veränderungen des elektrischen Feldes zu anderen Messungen führen kann und damit Vergleiche mit anderen EKGs häufig nicht möglich sind. Also, Extremitätenableitungen eigentlich idealerweise immer an den Extremitäten ableiten.

Voraussetzung des korrekten Interpretierens ist das korrekte Anbringen der Elektroden: Viele zählen die ICR (Intercostalräume = Zwischenrippenräume) anhand einer fehlerbehafteten Methode (Beginn an der Clavicula = Schlüsselbein). Viel einfacher ist es, den Winkel zwischen Manubrium sterni (Handgriff des Sternums) und Korpus sterni (Körper des Sternums) zu tasten, hier setzt die 2. Rippe an, und darunter ist der 2. ICR. Dann kann man normal weiterzählen.

> **Tipp für die Praxis:** Beim Mann liegen die Mamillen meist auf Höhe des 4. ICR (Christ 2012).

 Eine starke Körperbehaarung kann es manchmal erforderlich machen, die Stellen für die EKG-Anlage zu rasieren. Eine Rasur kann auch sehr unangenehm für den Patienten sein! Hier ist eine Aufklärung über den Grund der Maßnahme erforderlich.

Das EKG von Herrn Lemke zeigt keine Veränderungen, die Beschwerden im Oberbauch verursachen würden. Wir legen das EKG dem Arzt vor und vergewissern uns, dass er das auch so sieht. Nach Rücksprache ist ein kontinuierliches Monitoring nicht erforderlich.

3.4.3 Wann ist ein Basismonitoring erforderlich?

Im Rahmen der Notfallmedizin und der Intensivmedizin wird zur Überwachung der Patienten kontinuierlich ein Elektrokardiogramm abgeleitet. Es dient der permanenten Überwachung von Herzfrequenz und Herzrhythmus. Die Ableitung erfolgt über Klebeelektroden, die zumeist am Thorax befestigt werden. Das EKG wird auf einem Monitor dargestellt. Wahlweise kann im Alarmfall auch ein EKG-Streifen automatisch geschrieben werden.

Die Elektroden werden so angebracht, dass sie die Vorhoferregung (»P-Welle«) und Kammererregung (»QRS-Komplex« und »ST-T«) gut abbilden und die Soforttherapie der Notfallmedizin und die Pflege- und Behandlungsmaßnahmen der Intensivmedizin möglichst wenig stören.

Eine Ableitung, die diesen Ansprüchen genügt, entspricht häufig keiner der definierten Ableitungen des 12-Kanal-Standardprogramms.

Aussagen über Vorhofleitungsstörungen, abnorme Q-Zacken, R-Überhöhung oder R-Reduktion, ST-Strecken-Hebung oder -Senkung, positive oder negative T-Wellen sind mit größter Zurückhaltung zu treffen.

Die Bedeutung des Monitor-EKGs liegt in der Erkennung und Überwachung von

- Herzrhythmusstörungen
- Herzfrequenz
- ausgeprägten Erregungsausbreitungsstörungen der Kammern (Trappe & Gent 2013)

Jede Auffälligkeit im Monitor-EKG sollte Anlass zur Ableitung eines kompletten 12-Kanal-Standard-EKGs geben.

Herr Lemke erhält nach ärztlicher Anordnung Sterofundin 500 ml und Novaminsulfon 1 g als Kurzinfusion (KI). Eine antibiotische Therapie wird ebenfalls angeordnet. Er erhält Metronidazol 500 mg als KI und Ceftriaxon 2 g als KI.

Vor Antibiose sollten in diesem Fall Blut- und Urinkulturen abgenommen werden. Zur mikrobiologischen Diagnostik, um im Fall einer Keimbesiedlung die Antibiotikabehandlung erregergerecht anpassen zu können.

Die Abnahme der Blut- und Urinkulturen muss unter sterilen Kautelen erfolgen, damit die Proben nicht durch Keime der Haut oder Materialien verunreinigt werden.

Herr Lemke ist ein wacher und orientierter Patient, der in der Lage ist, sich bei Unwohlsein oder Veränderungen seines Zustandes zu melden. Daher legen wir ihm eine Klingel bereit und weisen ihn darauf hin, sich bei Beschwerden zu melden. Herr Lemke bekommt eine Urinflasche gereicht. Es erfolgte eine kurze Aufklärung über die Gabe eines Antibiotikums und des Analgetikums. Laut eigener Aussage des Patienten sind bisher nie allergische Reaktionen bei Medikamentengaben aufgetreten. Wir informieren den Patienten, dass wir in circa 30 Minuten eine Kontrolle der Vitalzeichen durchführen. Ebenfalls führen wir dann eine Evaluation der Schmerzerfassung durch. Bevor wir das Zimmer verlassen, vergewissern wir uns, dass alle offenen Fragen des Patienten geklärt sind, um ein unnötiges Auslösen der Klingel zu vermeiden (z. B. weil der Patient auf die Toilette muss). An dieser Stelle ist es wichtig, vorrausschauend zu denken und zu handeln.

Wir können die Urinausscheidung beurteilen und führen nach ärztlicher Anordnung einen Urinstatus/Urinkultur durch.

Aufgrund der Vorbefunde und Beschwerden wird Herr Lemke stationär aufgenommen. Die Anmeldung erfolgt über das zentrale Bettenmanagement. Die Verlegung erfolgt durch den Transportdienst. Hierzu werden alle Unterlagen und persönlichen Gegenstände des Patienten bei Abholung übergeben.

Eine Übergabe sollte mündlich erfolgen, z. B. telefonisch. Sollte dies nicht möglich sein, ist eine ausführliche schriftliche Dokumentation umso wichtiger.

3.5 Pädagogische Aspekte

 Die Notaufnahme als Ort des Lernens

Herr Lemke bietet mit seinen Vorerkrankungen und Symptomen aus dem internistischen Bereich zahlreiche Ansatzpunkte für praktische Anleitungen. Insbesondere die Krankenbeobachtung und die von ihm beschriebenen Symptome geraten hier in den Fokus. Lernende können hier ihre Sensibilität für pathologische Veränderungen schulen und diese angemessen beschreiben. Das Erkennen und Herleiten von Zusammenhängen fördert außerdem die Entwicklung der Fachkompetenz. Die Praxisanleiterin steht hier beratend zur Seite und unterstützt den Lernprozess durch Impulse und macht ggf. Formulierungsvorschläge.

Tab. 3.5: Praxisanleitungen zum Fall

Lernaspekt/ Kompetenz	Gegenstand/Inhalt
Pflegeintervention	1. Pflege bei Ikterus 2. Umgang mit Schmerzen 3. Überwachung der Vitalzeichen/Anlage eines 12-Kanal-EKGs
Thema	1. Dokumentation bei Ikterus 2. Schmerzerfassung und Dokumentation, ggf. Analgesie nach Anordnung 3. Indikation zum Monitoring/Indikation 12-Kanal-EKG
Ziele	1. Der Ikterus ist im Verlauf beschrieben, entsprechende Pflegemaßnahmen werden geplant, durchgeführt und evaluiert 2. Schmerzen werden nach anerkannten Verfahren erfasst und dokumentiert. Eine Analgesie wird nach Anordnung durchgeführt. 3. Das An- und Ablegen von EKG, NIBP, SpO_2, Temperatur werden korrekt durchgeführt und Auffälligkeiten bzw. pathologische Veränderungen werden frühzeitig erkannt. EKG-Veränderungen erkennen.
Fachkompetenz	1. Bei der Dokumentation findet die Fachsprache Anwendung. Angemessene Pflegemaßnahmen bei Ikterus sind bekannt. 2. Schmerzstandards sind bekannt. 3. Die Indikationen zum Monitoring/zur Anlage eines 12-Kanal-EKGs sind bekannt.

Tab. 3.5: Praxisanleitungen zum Fall – Fortsetzung

Lernaspekt/ Kompetenz	Gegenstand/Inhalt
	Die Normwerte der Vitalparameter sind bekannt. Der physiologische EKG-Verlauf und pathologische Rhythmusmuster sind bekannt.
Methoden-kompetenz	1. Angemessene Pflegemaßnahmen bei Ikterus werden fachgerecht angewendet. 2. Schmerzstandards werden fachgerecht angewendet. 3. Die erforderlichen Gerätekomponenten werden ordnungsgemäß eingesetzt. Die Handlungsschritte zur EKG-Anlage werden eingehalten.
Personelle/ Sozialkompetenz	1. Die Bedürfnisse von Herrn Lemke sind im Blickpunkt und finden Berücksichtigung. 2. Die persönliche Wahrnehmung ist sensibilisiert. Mit Herrn Lemke wird angemessen kommuniziert. 3. Auffälligkeiten bei der Überwachung der Vitalparameter und im EKG-Befund werden regelgerecht dokumentiert und an die behandelnde Ärztin weitergegeben.

3.6 Die Zeit nach der ZNA

Herr Lemke wurde um 10:10 Uhr in unserer Notaufnahme aufgenommen und um 13:40 Uhr in die weiterbehandelnde Fachabteilung der Gastroenterologie verlegt. Eine Anmeldung zur Endosonografie am nächsten Tag mit der Fragestellung »Choledocholithiasis« erfolgte. Ebenfalls wurde eine Biopsie am oberen Verdauungstrakt durchgeführt. Die Biopsie ergab keinen pathologischen Befund. Auch die Endosonografie ergab keinen Hinweis für eine Choledochlithiasis. Lediglich flache Erosionen im präpylorischen Antrum. Nach vier Tagen stationärer Behandlung wurde der Patient mit der Diagnose biliäre Pankreatitis und Verdacht auf eine stattgehabte Steinpassage entlassen.

Das soll einer verstehen. Erst diese völlig unbekannten Bauchschmerzen. Dann Hausarzt, *Krankenhaus und alle mit besorgten Mienen. Von Kopf bis Fuß haben sie ihn untersucht. Nichts gefunden. Gallensteine vielleicht. Na ja, die letzte Zeit hatte er besonders gut gelebt. Gott sei Dank kein Herzinfarkt wie sein Vater oder Krebs wie seine Mutter. Aber jetzt will er wirklich mehr für seine Gesundheit tun.*

4 Wenn ältere Menschen stürzen

 Es ist aber auch nicht leicht mit dem Älterwerden. Vor ein paar Jahren ging das Laufen noch viel besser. Einkäufe zu Fuß haben ihm nie etwas ausgemacht, dem pensionierten Sportlehrer. Jetzt muss er sich schon gut überlegen, was er einkaufen muss, damit er es wieder nach Hause schafft. Zu der Erschöpfung fehlt auch immer wieder die Luft. Dann muss er jedes Mal stehen bleiben und nach Luft ringen mit dem trockenen Husten.
Dieses Stadtviertel hat sich in den letzten Jahren sehr verändert. Überall wird gebaut. Und dieser Radweg war doch vor zwei Wochen noch nicht da ...

4.1 Fallbeschreibung

 Ein Fall mit Schwierigkeiten

Die Kollegen vom Rettungsdienst bringen uns einen Patienten ohne Notarztbegleitung, männlich und 69 Jahre, der in der Triage als ESI 2 eingestuft wird. Die Kollegin kündigt uns den Patienten, Herrn Kern, mit dem Leitsymptom Schmerz in der linken Hüfte an. Ein Nummerischer-Rating-Scale (NRS)-Wert von 10 wird im Triageprotokoll angegeben.

Herr Kern befand sich gerade zu Fuß auf dem Weg nach Hause, als er plötzlich von einem Fahrradfahrer gestreift wurde und dabei auf die linke Seite stürzte. Wir übernehmen den Patienten direkt vom Rettungsdienst. Vom Rettungsdienst wird berichtet, dass das linke Bein verkürzt und nach außen rotiert ist. Aktuell sind alle Behandlungsräume der Notaufnahme belegt und wir entscheiden uns dafür, sofort in den Röntgenraum zu fahren. Der diensthabende Arzt wird sofort informiert. Gemeinsam mit den Kollegen vom RTW lagern wir den Patienten auf den Tisch um. Im Röntgen entkleiden wir Herrn Kern, der zu diesem Zeitpunkt wach und ruhig ist. Periphere Durchblutung, Motorik und Sensibilität intakt, Patient wach, Pupille rechts größer als links. Nachdem der Patient vollständig entkleidet ist, fällt plötzlich eine veränderte Bewusstseinslage auf, Herr Kern reagiert nicht mehr auf Ansprache und beginnt zu würgen. Wir drehen den Oberkörper des Patienten zu uns auf die linke Seite und er erbricht im Schwall. Es fällt uns auf, dass Herr Kern etwas unterkühlt ist und zu diesem Zeitpunkt noch keinen peripher-venösen Zugang besitzt. Der Patient wird sofort an ein Basis-Monitoring angeschlossen. Der Monitor zeigt uns eine Tachyarrhythmie mit Hypertonie und eine periphere Sauerstoffsättigung von 66 %.

Wir verabreichen Herrn Kern sofort 8 Liter/Minute Sauerstoff über eine Maske. Zeitgleich schließen wir das Wärmesystem an und können erfolgreich einen peripher-venösen Zugang legen. Es erfolgt eine Blutentnahme. Auf ärztliche Anordnung erhält Herr Kern eine freilaufende Infusion mit 100 ml NaCl 0,9 % mit 1 g Metamizol und 500 ml Sterofundin® als Infusionslösung. Unter der Sauerstofftherapie steigt die SpO$_2$ auf 96 %, die Schutzreflexe sind vorhanden. Der Arzt entscheidet sich für die weitere Durchführung der Diagnostik: Röntgen der linken Hüfte in zwei Ebenen und Beckenübersicht und meldet zusätzlich eine craniale Computertomografie (CCT) und Röntgenübersicht des Thorax an. Es erfolgt eine telefonische Kontaktaufnahme mit der Intensivstation. Die Assistenz zur weiteren Diagnostik erfolgt. Wir legen uns die Röntgenschürzen an und eine Kollegin bleibt bei Herrn Kern, zusammen mit der MTA wird das Röntgen durchgeführt.

Die Hüftübersicht im Röntgen zeigt eine dislozierte mediale Schenkelhalsfraktur links, darunter hat Herr Kern Schmerzen bei Innen- und Außenrotation. Der hintere Beckenring ist im Liegen frei. Die Röntgenübersicht des Thorax im Liegen zeigt eine Rippenserienfraktur 5–8 links. Der Patient hat subjektiv weder Luftnot noch pektanginöse Beschwerden. Der Bodycheck ist unauffällig, der Laborbefund ebenfalls.

4.2 Ersteinschätzung

Die Ersteinschätzung unseres Patienten entscheidet über die weitere Behandlung und Vorgehensweise. In unserem Fall wird Herr Kern von einer erfahrenen Pflegekraft an einem dafür vorgesehenen Platz der Ersteinschätzung auf ESI 2 eingestuft. Der Unfallhergang, die Anamnese und die aktuelle Situation des Patienten spielen hier ebenfalls eine große Rolle sowie auffällige Vitalwerte (Herzfrequenz, Temperatur, SpO$_2$). Hinzu kommt die Erfassung der Schmerzen, die in diesem Fall auf der NRS (Numerische Rating-Skala) bei 10 angegeben werden. Herr Kern gibt starke Schmerzen an, dies ist ein wichtiger Faktor, ihn in eine höhere Dringlichkeitsstufe einzuordnen. Aufgrund der Einstufung sollte Herr Kern innerhalb von maximal 10 Minuten Kontakt mit dem zuständigen Arzt haben.

4.3 Medizinische Aspekte

»Die Behandlung des Patienten erfolgt nach der aktuellen S2e-Leitlinie 012/001: Schenkelhalsfraktur des Erwachsenen (Stand 10/2015). Die Deutsche Gesellschaft für Unfallchirurgie e. V. (DGU) gibt als wissenschaftliche Fachgesellschaft Leitlinien für die unfallchirurgische Diagnostik und Therapie heraus. Diese Leitlinien werden von der Kommission Leitlinien in Zusammenarbeit mit der Österreichischen Gesellschaft für Unfallchirurgie (ÖGU) formuliert und vom Vorstand der DGU verabschiedet. Die Leitlinien werden mit der Leitlinienkommission der Deutschen Gesellschaft für Orthopädie und Orthopädische Chirurgie (DGOOC) konsentiert. Diagnostik und Therapie unterliegen einem ständigen Wandel, so dass die Leitlinien regelmäßig überarbeitet werden.«

»Leitlinien sollen Ärzten, Mitgliedern medizinischer Hilfsberufe, Patienten und interessierten Laien zur Information dienen und zur Qualitätssicherung beitragen. Hierbei ist zu berücksichtigen, dass Leitlinien nicht in jeder Behandlungssituation uneingeschränkt anwendbar sind. Die Freiheit des ärztlichen Berufes kann und darf durch Leitlinien nicht eingeschränkt werden. Leitlinien sind daher Empfehlungen für ärztliches Handeln in charakteristischen Situationen. Im Einzelfall kann durchaus eine von den Leitlinien abweichende Diagnostik oder Therapie angezeigt sein. Leitlinien berücksichtigen in erster Linie ärztlich-wissenschaftliche und nicht wirtschaftliche Aspekte« (Bonnaire & Weber 2015, S. 3).

Als hüftgelenknahe Femurfrakturen werden alle im oberen, hüftkopfnahen Teil des Femur gelegenen Brüche bezeichnet. Die meisten Frakturen entstehen durch Unfälle, wobei auch Bagatellverletzungen zu Frakturen führen können, insbesondere bei Vorliegen einer Osteoporose. Die hüftgelenknahe Fraktur ist eine typische Fraktur des älteren Menschen. Hieraus ergibt sich auch der Grund der zeitnahen Versorgung: Die Fraktur führt zu einer Immobilisation und dadurch zu einem Verlust der Selbständigkeit des Patienten. Durch eine operative Versorgung soll die Mobilität wiederhergestellt werden und eine dauerhafte Pflegebedürftigkeit vermieden werden. Bei den operativen Verfahren kann unterschieden werden zwischen hüftkopferhaltenden (osteosynthetischen) und hüftkopfersetzenden (endoprothetischen) Verfahren. In Deutschland entfallen von jährlich etwa 120.000 hüftgelenknahen Femurfrakturen ca. 80 % auf Patienten, die 70 Jahre und älter sind (Institut für Qualitätssicherung und Transparenz im Gesundheitswesen 2020).

4.3.1 Anamnese, Abklärung der funktionellen und sozialen Situation vor dem Unfall

Herr Kern war heute Morgen selbstständig zu Fuß unterwegs auf dem Weg nach Hause, als er plötzlich von einem Fahrradfahrer gestreift wurde. Momentan ist ein Gespräch mit dem Patienten zur genauen Anamnese nicht möglich. Laut eigener Aussage nimmt er keine Medikamente ein. Im PC ermitteln wir Vorbefunde des Patienten und finden einen Brief aus der Klinik für Innere Medizin von vor zwei Jahren mit folgender Medikation (▶ Tab. 4.1):

Tab. 4.1: Dauermedikation, Herr Kern

Medikament	Einnahme
ASS 100 mg	1-0-0
Pantoprazol 40 mg	1-0-0
Crizotinib 200 mg	1-0-1
Candesartan 8 mg	0-0-1
Simvastatin 20 mg	0-0-1

Crizotinib (Handelsname Xalkori©) ist ein Medikament für die Behandlung von nicht-kleinzelligem Lungenkrebs (Rote Liste 2020).

Bei der Verletzung von Herrn Kern handelt es sich um einen Unfall und der Verletzungsmechanismus ist bekannt. Gerade bei älteren Menschen, die oftmals äußern, dass sie sich nicht erinnern können, was passiert ist oder sich den Sturz nicht erklären können, sollte eine Analyse des Verletzungsmechanismus erfolgen. Ein Sturzereignis kann auch aus innerer Ursache erfolgen (z. B. bei Anämie, Elektrolytstörungen, Krampfanfällen, Synkopen, Schwindelattacken).

- Stolpern über einen Teppich, Kabel o. ä.
- Stürze aus ungeklärter Ursache
- Gleichgewichtsstörungen als Hinweis auf
  - neurologische
  - kardiovaskuläre
  - andere Ursachen
- Häuslicher Sturz auf die Hüfte bei älteren Menschen (Bagatelltrauma)
- Sturz beim Sport
- Rasanztrauma bei jüngeren Menschen
  - als Beteiligter bei einem Verkehrsunfall
  - Sturz aus großer Höhe
- Ohne adäquates Trauma bei Tumor oder anderen Erkrankungen (Bonnaire & Weber 2015)

»In Deutschland muss bei allen Arbeitsunfällen, bei Unfällen auf dem Weg von und zur Arbeit sowie bei Unfällen in Zusammenhang mit Studium, Schule und Kindergarten sowie allen anderen gesetzlich versicherten Tätigkeiten eine Unfallmeldung durch den Arbeitgeber erfolgen, wenn der Unfall eine Arbeitsunfähigkeit von mehr als drei Kalendertagen oder den Tod zur Folge hat. Diese Patienten müssen in Deutschland einem zum Durchgangsarztverfahren zugelassenen Arzt vorgestellt werden.« (Bonnaire & Weber 2015, S. 12)

Die weitere Anamnese von Herrn Kern gibt Auskunft über ein Bronchialkarzinom Erstdiagnose: 2013 mit Metastasen in Leber und Nebenniere. Eine Chronisch Obstruktive Pulmonale Dysfunktion (COPD) im Stadium drei nach GOLD (»Global Initiative for Chronic Obstructive Lung Disease«) und einen arteriellen Hypertonus. Herr Kern befindet sich in ambulanter onkologischer Behandlung und wird einer palliativen Chemotherapie unterzogen.

4.3.2 Diagnostik

Ziel der diagnostischen Maßnahmen ist es, in kurzer Zeit einen Überblick über die relevanten Verletzungen und begleitende Grunderkrankungen zu bekommen. Nur so ist es möglich, kritische Zustände zeitnah zu entdecken und zu behandeln. Für kritische erkrankte oder verletzte Patienten hat sich ein Vorgehen nach dem ABCDE-Schema durchgesetzt. Hierbei erfolgen die Untersuchung und Behandlung prioritätenorientiert (▶ Tab. 4.2).

Notwendig

- Vor Manipulation/Röntgenaufnahme: *Analgetikagabe!*

Die Körperliche Untersuchung gibt Auskunft über folgende Punkte

- Verkürzung und Außenrotation des Beines bei dislozierten Frakturen
- Schmerzen bei aktiver und passiver Bewegung, vor allem bei Rotation
- Druckschmerz über dem Trochanter major
- Stauchungsschmerz auslösbar von der Ferse
- Prellmarke und Hämatome meist posterolateral am Trochanter major
- Aktives Anheben des gestreckten Beines nicht möglich
- Hämatom, Weichteile
- Infektion im späteren Operationsgebiet und peripher (Zehen!)
- Wunden im Frakturbereich (offene Fraktur)
- Gefäß- und neurologischer Status
- Begleitverletzungen
   - Becken, Oberschenkel, Knie, Sprunggelenke beidseits, Handgelenk, Schulter, Wirbelsäule, Mehrfachverletzungen

Allgemein

- Grunderkrankungen
   - Herz, Lunge, Kreislauf, ZNS

Röntgen (konventionell)

- Tiefe Beckenübersichtsaufnahme
- Proximaler Oberschenkel axial

Labor

- Kreuzblut für Blutgruppe und Blutkonserven
- Laboruntersuchungen unter Berücksichtigung von Alter und Begleiterkrankungen des Patienten

Die folgende Tabelle 4.2 fasst die Probleme von Herrn Kern anhand des ABCDE-Schemas noch einmal zusammen (▶ Tab. 4.2).

Tab. 4.2: ABCDE-Schema, Herr Kern

A Airway	Kein A-Problem: Herr Kern kommt spontan atmend und ohne hörbare Atemgeräusche in unsere Notaufnahme. Die Atemwege sind frei. HWS frei.
B Breathing	B-Problem: Herr Kern entwickelt plötzlich eine Störung der Oxygenierung und zeigt eine Sauerstoffsättigung von 66 %. Hier kommt die Frage nach einer suffizienten Atemtätigkeit auf? Ist die Lunge noch beidseitig belüftet? (Auskultation erforderlich!) Gibt es evtl. eine Halsvenenstauung? Röntgen Thorax erforderlich! (Später erfahren wir von einer Rippenserienfraktur 5–8 links.) Herr Kern bekommt 8 Liter/Minute Sauerstoff über eine Maske.
C Circulation	C-Problem: Herr Kern zeigt eine Tachykardie und Hypertonie bei Angabe von Schmerzen der Stufe 10 auf einer NRS. Medikamente gegen Schmerzen und zur Stabilisierung der Kreislaufsituation werden verabreicht.
D Disability	D-Problem: Herr Kern erreicht einen GCS von 11. Es liegen keine Hinweise eines SHT oder einer ICB vor. Die CCT ist unauffällig. Eine Hypoglykämie besteht aktuell nicht.
E Exposure	Kein E-Problem: Herr Kern wird entkleidet, es liegen offensichtlich keine offenen Verletzungen vor. Der Wärmeerhalt erfolgt unverzüglich. An dieser Stelle stellt sich die Frage nach der Unfallkinematik.

4.3.3 Klassifikation der Schenkelhalsfraktur

Klassifikation vor allem im englischsprachigen Bereich, ist hilfreich bei der Entscheidungsfindung, ob Gelenkerhalt oder Ersatz beim älteren Patienten sinnvoll ist.

»Nach Risiko der Perfusionsstörung des Femurkopfes – Garden (1964)

- Typ I: impaktiert, Aufrichtung der Kopftrabekel
- Typ II: nicht impaktiert, nicht disloziert, Unterbrechung der Trabekel ohne Abwinkelung
- Typ III: disloziert, Trabekel medial noch in Kontakt
- Typ IV: vollständig disloziert, Kopffragment ohne Kontakt mit dem Schenkelhals

Nach Lokalisation und Dislokation – AO

- 31-B1: Fraktur subkapital, impaktiert oder nicht, wenig disloziert
- 31-B2: Fraktur transzervikal
- 31-B3: Fraktur subkapital, nicht impaktiert, disloziert

Nach mechanischen Gesichtspunkten – Pauwels (1935)

- Typ I: impaktiert, Bruchwinkel bis 30° zur Horizontalen
- Typ II: nicht impaktiert, Bruchwinkel > 30° bis 50° zur Horizontalen
- Typ III: nicht impaktiert, Bruchwinkel > 50° zur Horizontalen

Nicht disloziert/disloziert

- Nicht disloziert: Garden Typ I und II
- Disloziert: Garden Typ III und IV«

(Bonnaire & Weber 2015, S. 10)

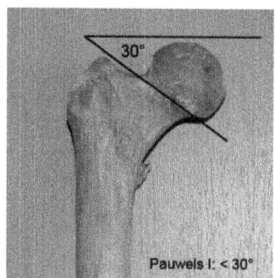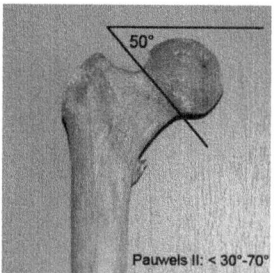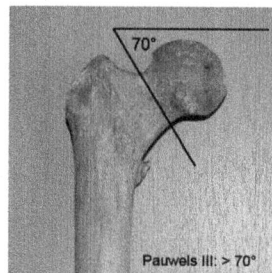

Abb. 4.1: Klassifikationen der medialen Schenkelhalsfrakturen nach Pauwels (Augat et al. 2016)

Bei der Fraktur von Herrn Kern handelt es sich um eine dislozierte, mediale Schenkelhalsfraktur vom Typ Garden III und Pauwels II (▶ Abb. 4.1). Daraus ergibt sich eine Indikation zur Operation.

 In der Literatur weichen die Angaben der Grade II und III teilweise ab, wie unsere Quellen Augath et al. und Bonnaire/Weber belegen.

4.3.4 Weitere Maßnahmen während der Versorgung

Während Herr Kern geröntgt wird, schauen wir, ob bereits Laborbefunde vorliegen, um folgende Punkte einschätzen und behandeln zu können:

- Reduzierten Allgemeinzustand behandeln, z. B.
  - Volumenmangelausgleich
  - Blutsubstitution
  - Ausgleich pathologischer Elektrolytverhältnisse
  - Zuckerstoffwechsel

- Klärung der Betreuungsverhältnisse, Betreuer informieren
- Einschätzung der Gerinnungssituation

Für die Notfallpflege ergibt sich in der Situation die Frage, ob es sich um einen

- Risikopatienten für Dekubitalulzerationen handelt?

Muss Herr Kern eventuell sofort auf eine Matratze zur Druckentlastung gelagert werden? Dann wäre jetzt der richtige Zeitpunkt, dies zu organisieren. Wir ersparen dem Patienten damit eine weitere schmerzvolle Umlagerung.

> Fersen und Sakrum sind häufig am stärksten gefährdet, ein Druckgeschwür zu entwickeln.

Es erfolgt ein Abstrich im Nasen-/Rachenraum zur Suche nach multiresistenten Keimen. Wie wir während der Fremdanamnese erfahren, befindet sich Herr Kern ja bereits in einer ambulanten onkologischen Behandlung und hat hierdurch ein erhöhtes Risiko für eine Keimbesiedelung.

> Hüftfrakturen zählen zu den Hochrisikofaktoren für eine Thrombose.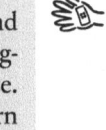
>
> Die Fraktur führt zu einer Immobilität, dadurch besteht ein höheres Risiko für eine Thrombose. Herr Kern wird bis zur Operation und auch noch anschließend mit dem linken Bein in einer Schaumstoffschiene gelagert. Sie dient zur Ruhigstellung und bringt auch Risiken mit sich, wie eine Druckbelastung der Ferse. Nach Risikoabschätzung muss eine Thromboseprophylaxe erfolgen. Bei Herrn Kern gehören hierzu neben Basismaßnahmen wie Frühmobilisation, Bewegungsübungen und Anleitung zu Eigenübungen eine durch den Arzt angeordnete medikamentöse Prophylaxe mit niedermolekularem Heparin. Auf Station erhält Herr Kern einen Kompressionsstrumpf am rechten Bein. Ziel ist eine Frühmobilisation nach der OP sowie frühe Physiotherapie.

4.3.5 Prophylaxe der venösen Thromboembolie

»Bei allen Patienten mit operativen Eingriffen, Verletzungen oder akuten Erkrankungen soll das Risiko venöser Thromboembolien bedacht werden.
Die Indikationsstellung zur VTE-Prophylaxe soll individuell und risikoadaptiert erfolgen. Das individuelle Risiko setzt sich aus expositionellen und dispositionellen Risikofaktoren zusammen.
Das expositionelle Risiko ist durch Art und Umfang eines operativen Eingriffs oder Traumas bzw. einer akuten Erkrankung mit Immobilisation charakterisiert. Das dispositionelle Risiko umfasst angeborene und erworbene personenbezogene Faktoren.
Beide Aspekte sollen bei der Einschätzung des individuellen VTE-Risikos berücksichtigt werden.« (AWMF 2015, S. 4–6)

4.4 Pflegerische Aspekte

Wir übernehmen den Patienten aus der Triage mit einem NRS von 10. Der Patient ist wach und gibt an, dass er bei Bewegung sehr starke Schmerzen hat. Durch den Rettungsdienst bekommen wir genaue Angaben zum Unfallhergang und wie der Patient vorgefunden wurde. Natürlich hat Herr Kern bei Manipulation an der linken Seite starke Schmerzen. Wir stellen uns kurz bei dem Patienten vor und erklären ihm den weiteren Ablauf. Die Umlagerung auf den Röntgentisch erfolgt für den Patienten so schonend wie möglich. Mit der Unterstützung von einer weiteren Pflegekraft entkleiden wir den Patienten. Dabei achten wir auf Prellmarker, Wunden und andere Auffälligkeiten. Herr Kern bekommt sofort eine warme Decke.

- Das bedeutet: Lagerung unter leichtem Längszug am verletzten Bein,
- schmerzarme Lagerung auf Schaumstoffschiene oder Kissen und
- Lagerung des verletzten Beines mit leicht gebeugtem Hüftgelenk.
(Bonnaire & Weber 2015)

4.4.1 Das Leitsymptom Schmerz

»Das Erleben von akuten Schmerzen hat Auswirkungen auf das physische, psychische und auch das soziale Befinden von Patienten/Bewohnern. Die negativen Auswirkungen von nicht oder nicht ausreichend gelinderten Schmerzen reichen von einer momentanen Belastung und Beeinträchtigung der Lebensqualität bis zu lang andauernden Einschränkungen der Qualität der gesamten Lebenssituation. Das Ausmaß des Leids, das beim Einzelnen durch Schmerzen entsteht, wird häufig durch die Risiken der Chronifizierung und deren volkswirtschaftliche und gesundheitsökonomische Folgen in Zahlen gefasst. Doch für das individuelle Leiden unter akutem Schmerz bspw. in einer Notfallsituation gibt es bisher kein praktikables Maß, weder ökonomisch noch neuro-biologisch« (Deutsches Netzwerk für Qualitätsentwicklung in der Pflege 2011, S. 22).

»Grundsätze der Schmerztherapie
Schmerzbehandlung ist als symptom- und dringlichkeitsorientierte Maßnahme nicht das Resultat einer Notfallbehandlung, sondern steht an deren Anfang.

Schmerzbehandlung ist eine Individualverordnung. Diese Empfehlung entbindet den Behandler nicht von der Überprüfung der Anwendbarkeit empfohlener Substanzen, deren Kontraindikationen und deren individuellen Dosierung.« (Baacke et al. 2015, S. 458)

Schmerzanamnese

- Die Intensität des Schmerzes kann nach der Skala Numerische Rating-Skala (NRS) oder der Visuellen Analogskala (VAS) erfasst werden.
- Lokalisation: Wo befindet sich der Schmerz?
- Dauer: Seit wann? Akut/chronisch, intermittierend, dauernd?
- Schmerzqualität: Wie fühlt sich der Schmerz an? Kolikartig, brennend, einschießend, ziehend, drückend, stechend?
- Wie ist die Schmerzintensität?
  Die Intensität soll mit einer eindimensionalen Schmerzskala erfasst und reevaluiert werden (▶ Tab. 4.3)

Tab. 4.3: Schmerzintensität (NRS)

NRS (Numerische Rating Skala)	Schmerzintensität
2–4	Leichter Schmerz
5–7	Mäßiger Schmerz
8–10	Starker Schmerz

- Wir führen eine Medikamentenanamnese durch!
  - Haben sie schon Schmerzmittel eingenommen?
  - Welche, wie lange, wie viel, wann zuletzt?

(Baacke et al. 2015)

Schmerztherapie

- »Anwendung und Kombination verschiedener Schmerzmittel nach Schmerzintensität
- Symptom-/organbezogene Anwendungsempfehlung beachten
- Schmerztherapie besteht nicht nur aus der oralen oder intravenösen Applikation von Analgetika: Immer auch an den Einsatz von Regionalverfahren denken!
- Immer nach der Ursache von Schmerzen fahnden und deren Beseitigung anstreben« (Baacke et al. 2015, S. 459).

Zurück zum Fall: Herr Kern zeigt plötzlich eine veränderte Vigilanz, er antwortet nicht mehr auf Fragen und beginnt zu erbrechen. Hier wird ein GCS von 11 ermittelt (▶ Tab. 4.4). Aufgrund der akuten Verschlechterung des Patienten wird die Schmerzbehandlung weiter nach hinten geschoben.

Im Vordergrund steht die Sicherung der Atemwege, um eine Aspiration während des Erbrechens zu vermeiden. Der Patient ist aufgrund seiner Verletzungen nicht in der Lage, sich alleine auf die Seite zu drehen und benötigt Hilfestellung. Dazu kommt, dass Herr Kern noch nicht mit einem peripher-venösen Zugang versorgt ist.

Wir haben den Monat Februar und dementsprechend niedrige Außentemperaturen. Die prähospitale Versorgung des Patienten erfolgte schnell und der Transport in unsere Klinik zügig. Dennoch ist Herr Kern hypotherm und hat eine Temperatur von 35,9° Celsius. Die Venenverhältnisse, die wir darunter vorfinden, sind relativ schlecht. Der Wärmerhalt erfolgte umgehend mit einem geeigneten Wärmesystem. Das Pulsoxymeter zeigt einen Ausgangswert von 66 %. In dieser Situation nehmen wir den Wert ernst, da die angegebene Frequenz mit der Herzfrequenz des EKGs übereinstimmt.

Einteilung nach Glasgow Coma Scale (GCS)

Tab. 4.4: Glasgow Coma Scale (nach Teasdale & Jennet 1974)

Parameter	Reaktion	Punkte
Öffnen der Augen	spontan	4
	auf Aufforderung	3
	auf Schmerzreiz	2
	keine Reaktion	1
Verbale Reaktion	orientiert	5
	desorientiert	4
	Worte nicht zusammenhängend	3
	unverständliche Laute	2
	keine verbale Reaktion	1
Motorische Antwort	auf Aufforderung	6
	gezielte Schmerzabwehr	5
	ungezielte Schmerzabwehr	4
	Beugekrämpfe	3
	Streckkrämpfe	2
	keine Reaktion auf Schmerzreiz	1

4.4.2 Monitoring und Stabilisierung der Vitalwerte

Das Monitoring bei Herrn Kern findet nicht invasiv statt und gewährleistet eine lückenlose Aufzeichnung der Vitalparameter. Eine zusätzliche schriftliche Dokumentation entfällt und spart zeitliche Ressourcen. Durch eine Zentrale Monitorüberwachung haben auch weitere Kollegen der Notaufnahme, die sich nicht aktuell im Behandlungszimmer befinden, die Möglichkeit, die Vitalzeichen im Blick zu behalten und ggf. darauf zu reagieren. Beim Anlegen des Monitorings achten wir auf definierte Alarmgrenzen, angepasst an die aktuelle Situation des Patienten, um bei einer Verschlechterung des Zustandes frühzeitig reagieren zu können.

Wir beobachten und dokumentieren damit die Auswirkungen unserer Maßnahmen und der Analgesie. Wie verhält sich die Kreislaufsituation und sind ggf. weitere Maßnahmen erforderlich.

Pulsoxymetrie

Die Pulsoxymetrie ist ein nicht invasives Verfahren, um kontinuierlich die arterielle Sauerstoffsättigung des Hämoglobins zu bestimmen. Es wird nur der prozentuale Anteil des O_2-gesättigten Hämoglobins (Hb) am Gesamt-Hb gemessen. Es gibt keine genaue Aussage über den absoluten O_2-Gehalt! Das bedeutet, wenn eine arterielle Sauerstoffsättigung von 99 % gemessen wird, kann aufgrund der S-förmigen Dissoziationskurve (Bindungskurve Sauerstoff-Hb) nicht erkannt werden, ob der pO_2 100 mmHg oder z. B. 500 mmHg beträgt.

Hat der Patient aufgrund einer Blutung oder aufgrund einer chronischen Anämie einen niedrigen Hb-Gehalt im Blut, sind dadurch weniger Sauerstoffträger vorhanden. Dennoch kann dieser Patient dann eine Sauerstoffsättigung von 99 % erreichen, da auch hier wieder nur der prozentuale Anteil des Gesamt-Hb gemessen wird.

»Die Sensorplatzierung erfolgt an Finger, Zehen, Ohrläppchen.

Messfehler und Artefakte: Messfehler und Artefakte können entstehen durch

- Hypothermie und Hypovolämie (unzureichende Perfusion bei Zentralisierung)
- Bewegung des Patienten (Bewegungsartefakte)
- Herz-Kreislauf-Stillstand
- Ödeme
- Ausgeprägte kardiale Arrhythmien (Pulswelle wird nicht erkannt)
- Nagellack oder künstliche Fingernägel« (Welk 2014, S. 351)

»Kohlenmonoxidvergiftungen (CO-Intoxikationen) werden durch die Pulsoxymetrie nicht erkannt, da das CO-Hb eine ähnliche Resorptionskurve wie das O_2-Hb hat, daher falsch hohe Anzeige der Sauerstoffsättigung« (Welk 2014, S. 352).

4.4.3 Infusionstherapie – Gewusst wie!

In der Notfallversorgung ist ein peripherer Venenzugang wichtig, um bei Bedarf ohne Zeitverzögerung die medikamentöse- und/ oder Infusionstherapie einleiten zu können.

Bei Herrn Kern gestaltete sich das Legen eines peripher-venösen Zugangs sehr schwierig. Angepasst an die Venenverhältnisse, konnten wir vorerst einen Zugang der Größe 20 G legen. Darüber nehmen wir ein Labor und eine venöse BGA ab. Die BGA zeigt uns einen pH-Wert, der sich im unteren Normbereich bei 7,35 befindet.

Der geeignete bzw. an die Situation des Patienten angepasste periphere Zugang muss ausgewählt werden. Im Schockraum sind meistens mehrere periphere Venenzugänge mit großem Lumen erforderlich, damit bei Bedarf in kurzer Zeit größere Mengen Volumen appliziert werden können. Beachtet werden muss jedoch, dass die vom Hersteller angegebenen Durchflussraten unter Laborbedingungen ermittelt werden und in der Praxis von der applizierten Flüssigkeit (Infusionslösung, Blutprodukte) sowie dem Gefäßdurchmesser des punktierten Gefäßes sowie ggf. der Infusionsleitung abhängen und sich relevante Abweichungen ergeben können. Tab. 4.5 gibt eine Übersicht zu den gängigen Größen (▶ Tab. 4.5).

Tab. 4.5: Größen von peripher-venösen Kanülen

Farbcodierung	Kanülendurchmesser (mm – G)	Durchflussrate (ml pro Minute)
Orange	2,2 mm = 14 G	345 ml/min
Grau	1,7 mm = 16 G	210 ml/min
Grün	1,3 mm = 18 G	100 ml/min
Rosa	1,1 mm = 20 G	60 ml/min
Blau	0,9 mm = 22 G	35 ml/min
Gelb	0,7 mm = 24 G	22 ml/min

Sauerstofftherapie

»Bei der Sauerstofftherapie geht es darum, eine Hypoxämie zu verhindern bzw. zu behandeln, um somit einer nachfolgenden hypoxischen Zellschädigung vorzubeugen. Indiziert ist die Sauerstoffgabe grundsätzlich bei Sauerstoffmangel und im Rahmen von Interventionen zur Präoxygenierung (Beispiel Bronchoskopie/Kardioversion). Generell sollte für jeden Patienten Zielformulierungen bezüglich der anzustrebenden Sauerstoffsättigung kommuniziert werden.« (Schwabbauer 2017, S. 154)

Bei Herrn Kern entscheiden wir uns, sofort eine Sauerstoffmaske mit Reservoir anzuwenden. Da wir es mit einer Ausgangssättigung von 66 % zu tun haben. Der Patient toleriert die Maske gut und ein Anstieg der peripheren Sauerstoffsättigung ist zu beobachten. Die folgende Tabelle (▶ Tab. 4.6) soll deutlich machen, wo die Unterschiede der einzelnen Applikatoren sind.

Tab. 4.6: Sauerstoffapplikatoren (modifiziert nach Schwabbauer 2017, S. 155)

Applikator	Wirkung/Anwendung	FiO_2
Sauerstoffbrille	Unkontrollierte Sauerstoffgabe, Nasopharynx wird als Sauerstoffreservoir genutzt. Fluss: 0,5–6 l/Min	Ca. 24–50 %
Einfache Maske	Unkontrollierte Sauerstoffgabe, Vergrößerung des natürlichen Sauerstoffreservoirs durch den Maskenkörper. Fluss: >5 l/Min	Ca. 40–60 %

Tab. 4.6: Sauerstoffapplikatoren (modifiziert nach Schwabbauer 2017, S. 155) – Fortsetzung

Applikator	Wirkung/Anwendung	FiO$_2$
Reservoir-Maske	Unkontrollierte Sauerstoffgabe, Vergrößerung des Sauerstoffreservoirs durch den Maskenkörper genutzt. Fluss: 10–15 l/Min	Ca. 60–90 %
Highflow-Sauerstoff	Kontrollierte Sauerstoffgabe, hohe Oxygenierungsleistung durch reduzierte Beiluftatmung, Auswaschung des anatomischen Totraums durch hohen Fluss, daher auch ventilatorische Unterstützung. Fluss: 10–60 l/Min, immer in Kombination mit aktiver Befeuchtung!	Ca. 21–100 %

Die richtige Auswahl des Applikators ist entscheidend für das Erreichen des Zielwertes!

Gemeinsam mit dem behandelnden Arzt sollte ein Zielwert der Sauerstoffsättigung kommuniziert werden.

4.4.4 Assistenz zur weiteren Diagnostik

Wir befinden uns immer noch im Röntgenraum. Herr Kern ist an unsere Monitorüberwachung angeschlossen, er hat Sauerstoff und Medikamente erhalten und wird mit einem Wärmesystem gewärmt. Langsam stabilisieren sich die Vitalwerte und das Röntgen der Hüfte kann durchgeführt werden. Der ärztliche Kollege hat zudem ein CCT angeordnet. Der Transport ins CT findet unter Sauerstoffgabe und fortgesetzter Überwachung der Vitalzeichen statt. Herr Kern bekommt noch 8 Liter Sauerstoff pro Minute über die Maske. Da der Patient weiterhin als kritisch eingestuft wird, entscheiden wir uns, weiterhin 8 Liter Sauerstoff pro Minute zu verabreichen. Wir bereiten den Monitor und eine Sauerstoffflasche für den Transport vor.

Überprüfen des Akkubetriebes beim Monitor!
Flaschendruck bzw. Füllzustand der Sauerstoffflasche überprüfen!

Im Nachhinein erfahren wir von einer bekannten COPD des Patienten. In dieser Akutsituation haben wir bei der Sauerstoffgabe darauf keine Rücksicht genommen.

Relevant ist die Hypoxie des Patienten (vitale Bedrohung!). Hier muss hochkonzentriert Sauerstoff appliziert werden, da ja bereits durch die Bewusstseinstrübung eine Endorganschädigung eingetreten ist. Sollte zusätzlich eine Hyperkapnie bei COPD vorliegen, ist eine Beatmung indiziert.

4.4.5 Verlegung und Übergabe an die Schnittstelle Intensivstation

Noch während der Versorgung im Röntgen, nimmt der ärztliche Kollege Kontakt mit dem zuständigen Arzt der Intensivstation (IPS) auf. Anders als bei einer frühzeitigen Schockraumalarmierung durch den Rettungsdienst hat sich Herr Kern während der Erstversorgung in der Röntgenabteilung unerwartet kritisch verschlechtert.

Neben dem initialen Notfallmanagement, zu dem bei Bedarf das Notfallteam des Hauses (*Herzalarm*) hinzugezogen werden sollte, stellt sich die Frage nach dem Ort der weiteren Versorgung. Eine Möglichkeit ist hier die Alarmierung des Schockraumteams, auch wenn der Patient bereits in der Klinik ist und die Diagnostik eingeleitet wurde. So besteht die Möglichkeit, die weitere Stabilisierung und Diagnostik nach den gewohnten Abläufen abzuschließen und auch personelle Unterstützung durch alle im Schockraumteam eingeschlossenen Kollegen zu erhalten. Eine Alternative stellt die Verlegung auf die Intensivstation zur weiteren Stabilisierung des Patienten dar. Hierbei muss jedoch berücksichtigt werden, dass die Bettenkapazitäten der IPS in vielen Fällen ausgeschöpft sind und andere Patienten zunächst auf eine Normalstation verlegt werden müssen, bevor ein neuer Patient aufgenommen werden kann. Dabei darf man nicht vergessen, dass auch dort die Bettplätze wieder aufbereitet und kontrolliert werden müssen, um Sicherheit für den Patienten zu gewährleisten. Relevante Informationen über die Atmung und die Kreislaufsituation müssen rechtzeitig weitergegeben werden. Darunter fallen Angaben der Atmung (spontan oder beatmet), um ggf. ein Beatmungsgerät für einen Patienten vorzubereiten, Angaben, ob Medikamente zur Sedierung oder Kreislaufunterstützung laufen, die auf der Station fortgeführt werden müssen. Ein weiterer Vorteil, die Diagnostik im Schockraum abzuschließen besteht darin, dass der Patient im Falle einer dringlichen Operationsindikation direkt aus der Notaufnahme in den Operationssaal verlegt werden kann. Der *Umweg* über eine Intensivstation würde hier durch weitere Transportwege und administrative Prozesse sowie gegebenenfalls mehrfache Umlagerungsvorgänge zu vermeidbaren Zeitverlusten führen.

Unabhängig vom Einzelfall müssen in jeder Notaufnahme Vereinbarungen verabredet sein, wie mit kritischen Patienten umzugehen ist, und wer die Versorgung an welchem Ort übernimmt. Eine schnelle Verlegung auf eine Intensivstation ohne zeitlichen Vorlauf bringt dem Patienten in aller Regel keinen Vorteil, sondern kann ihn unter Umständen auch gefährden, wenn keine Aufnahmekapazität besteht.

 Aus der Sorge um Herrn Kern sollte sich das Vorgehen im Sinne einer Sicherheitskultur am Crisis Resource Management (CRM) orientieren. Hier helfen die 15 CRM-Leitsätze nach Rall und Gaba weiter.

Die 15 CRM-Leitsätze

- »Kenne deine Arbeitsumgebung.
- Antizipiere und plane voraus.
- Hilfe anfordern, lieber früh als spät.
- Übernimm die Führungsrolle oder sei ein gutes Teammitglied mit Beharrlichkeit.
- Verteile die Arbeitsbelastung (10 Sekunden für 10 Minuten).
- Mobilisiere alle verfügbaren Ressourcen (Personen und Technik).
- Kommuniziere sicher und effektiv – sag was Dich bewegt.
- Beachte und verwende alle vorhandenen Informationen.
- Verhindere und erkenne Fixierungsfehler.
- Habe Zweifel und überprüfe genau (»double check«, nie etwas annehmen).
- Verwende Merkhilfen und schlage nach.
- Reevaluiere die Situation immer wieder (wende das 10-Sekunden-für-10-Minuten-Prinzip an).
- Achte auf gute Teamarbeit – andere unterstützen und sich koordinieren.
- Lenke Deine Aufmerksamkeit bewusst.
- Setze Prioritäten dynamisch.«

(Rall und Lackner 2010)

Reflexion der Situation

Bei Herrn Kern ist eine unerwartete und unvorhersehbare Situation eingetreten. Der zuständige Arzt, der den Patienten bereits gesehen hat und ihn vermutlich schon einer Diagnose zugeordnet hat, wird plötzlich überrascht. Der niedrige Wert der peripheren Sauerstoffsättigung wird angezweifelt. »Herr Kern sieht doch nicht danach aus!« Wir schildern dem Arzt die aktuelle Situation und bekommen keine Antwort. Wir bekommen die Anordnung über die Medikamente und dass er ins CT soll. Jeder von uns stellt sich die Frage, was passiert ist. Was ist die Ursache? Ja, es war ein Sturzereignis, aber sollte das jetzt die Folge des Sturzes sein? Ist Herr Kern vielleicht doch auf den Kopf gefallen und hat äußerlich keine Anzeichen dafür? Der ärztliche Kollege greift zum Telefon und nimmt Kontakt mit der Intensivstation auf. In dieser Situation findet zwischen der Notfallpflege und dem Arzt keine Kommunikation und Zusammenarbeit statt. Herr Kern wurde durch uns symptomorientiert versorgt und wir haben in der Situation adäquat gehandelt. Das war nur möglich, weil wir klar, deutlich und laut miteinander kommuniziert haben und die Aufgaben klar verteilt haben. Wer legt den Zugang? Wer kümmert sich um die Medikamente? Wer bleibt bei dem Patienten? Was brauchen wir noch? Etc.

Eine Notfallsituation zählt zu den Extremsituationen, mit welchen wir im Berufsalltag konfrontiert werden. Unsere Kommunikation ist vor allem in Extremsituationen sehr herausgefordert. Wie gut die Kommunikation ist, wird maßgeblich vom generellen Umgang und Verständnis füreinander im interdisziplinären Team beeinflusst. In dem Berufsfeld der Medizin und Pflege fällt häufig der Begriff *Stress*. Aber da gibt es auch deutliche Unterschiede. Stress der gut tut, jemanden zu

Höchstleistung anspornt, der sog. Eustress (positiv). Es gibt aber auch Stress, welcher überwältigt, auslaugt und die letzten Kräfte kostet. Der sog. Distress (negativ).

Distress führt meist zu einer Verminderung der verbalen Kommunikation und kann bis hin zur buchstäblichen Handlungsunfähigkeit führen. Er beeinflusst die Kommunikation im Team untereinander. Gerade in Notfallsituationen kann Stress schnell ins Negative umschlagen.

In dem Moment, in welchem adäquate und sichere Kommunikation und Handlung gefragt ist, verstummen wir und erstarren zur Salzsäule, weil wir von den Anforderungen und dem Entscheidungsdruck überwältigt sind (Stemmler & Hecker 2017).

Eine Zusammenarbeit in einer Notfallsituation erfordert gegenseitige Wertschätzung und Respekt im gesamten Behandlungsteam. Die Teamarbeit kann massiv unter Hierarchien leiden, da kein Miteinander herrscht, sondern nur nach den Vorgaben des Vorgesetzten oder Übergeordneten gehandelt wird. Die Rolle, in der ich mich selbst sehe, ist hier von großer Bedeutung. Sehe ich mich als kompetenter und beeinflussender Faktor, als Fachkraft für Notfallpflege, mit eigenem Wissen und Erfahrung, mit der ich die Situation nachhaltig beeinflussen kann? Oder stelle ich meine eigene Kompetenz in Frage? Hier helfen die Prinzipien des CRM, z. B. Punkt 7 (Kommuniziere sicher und effektiv – Sag was dich bewegt!), Punkt 4 (Übernimm die Führungsrolle, oder sei ein gutes Teammitglied mit Beharrlichkeit!). Damit das oben genannte Geschehen in der Zukunft vermieden werden kann, können wir durch eine gemeinsame Reflexion mit den Kollegen unsere Sichtweise der Situation darstellen und voneinander lernen.

SBAR-Schema

Das SBAR-Schema wurde als Kommunikationsmodell ursprünglich von der US Navy entwickelt und später in andere Bereiche, auch das Gesundheitswesen, übernommen. Eine Modifikation des Schemas ist ISBAR. Das »I« steht für Identifizierung. Damit ist nicht nur die Identität des Patienten, sondern auch des Abgebenden und Annehmenden gemeint. Es handelt sich um ein Universalschema, welches sowohl auf den Pflegedienst als auch für die Schnittstelle Präklinik und Notaufnahme zugeschnitten ist. Es dient zur effizienten Übertragung von Informationen. Das ABCDE-Schema kann hier unter dem »A« eingeordnet werden und dient somit als strukturiertes Sprachinstrument (Schacher et al. 2018).

 Das ABCDE-Schema wird in Fall 6 (▶ Kap. 7) näher erläutert.

Eine strukturierte Übergabe ist wichtig, um einen Patienten adäquat versorgen zu können. Auf der Intensivstation übergeben wir Herrn Kern an die zuständige Pflegekraft und machen folgende Angaben:

> »Das SBAR-Konzept ist für die Schnittstellen zu Aufwachraum und Intensivstation, aber auch für die Übergabe bei Personalwechsel am Anästhesiearbeitsplatz berufsgruppenunabhängig einsetzbar.

- Situation:
  Hier wird der Patient mit Namen, Alter, Diagnose, operativem Eingriff oder Intervention sowie dem eingesetzten Anästhesieverfahren vorgestellt
- Background:
  Im Bereich Background wird die Anamnese, die zur Operation, Intervention oder Aufnahme in die Klinik führte, kommuniziert. Weiterhin wird über Allergien, Komorbiditäten und Dauermedikation, die präoperative Diagnostik und perioperative Ereignisse, wie ein schwieriger Atemweg oder eine Blutung, berichtet.
- Assessment:
  Der Bereich Assessment ist sehr umfangreich und betrifft das Monitoring, die Lagerung, das Wärmemanagement und die Zugänge, die der Patient hat. Ein wichtiges Element ist hier die Nennung einer Möglichkeit, unmittelbar Notfallmedikamente applizieren zu können. Es wird bei diesem Punkt zu Ein- und Ausfuhr und dem kumulierten Blutverlust berichtet sowie die Anzahl der transfundierten Blut- und Gerinnungsprodukte bzw. der aktuelle Bestand in der Blutbank erläutert. Auch sollte der aktuelle Stand der OP (bei Übergabe an ein anderes Anästhesieteam) und die letzten Gaben von Antibiotika, Relaxantien und Opioiden kommuniziert werden.
- Recommendation
  In der Empfehlung werden noch dringlich erforderliche Maßnahmen wie eine Bildgebung und Operationsdetails, z. B. Drainagen, besprochen. Außerdem werden postoperative Anordnungen wie Antikoagulation, die geplante Extubation oder der Grund der postoperativen Nachbeatmung und Schemata zur postoperativen Schmerztherapie weitergegeben.« (Schiller et al. 2020, S. 279 ff.)

Die Kleidung von Herrn Kern und die mitgebrachten Wertsachen übergeben wir, sowie die Versichertenkarte. Eine Sachauflistung ist erfolgt und dokumentiert. Die Angehörigen müssen noch informiert werden.

Auf der Intensivstation erhält Herr Kern zu einem späteren Zeitpunkt einen arteriellen Zugang in die A. radialis und die Durchführung einer Blutgasanalyse.

4.5 Pädagogische Aspekte

Die Notaufnahme als Ort des Lernens

Da Herr Kern als akuter Notfall in die Notaufnahme kommt, ist eine geplante Anleitung im Vorfeld nicht möglich. Das strukturierte Abarbeiten der Notfallsituation steht hier im Vordergrund. Gleichzeitig kann der Lernenden dieser Fall schon während der Versorgung zur Reflexion angeboten/aufgetragen werden. Dies erhöht die Aufmerksamkeit für Details, die im Nachgang theoretisch aufgearbeitet werden sollen. Dem Anspruch der Handlungsorientierung wird damit Rechnung getragen. Medizinische Aspekte der Grunderkrankung, unvorhergesehene Komplikationen und das Arbeiten in einer zeitkritischen Situation können hier in Kombination thematisiert werden.

Tab. 4.7a: Praxisanleitungen zum Fall

Lernaspekt/ Kompetenz	Gegenstand/Inhalt
Pflegeintervention	1. Umgang mit Arzneimitteln 2. Injektionen und Infusionen 3. Patienten mit Schmerzen in der Notaufnahme pflegen
Thema	1. Lagerung, Zubereitung und Applikation von oralen und Intravenösen Medikamenten 2. Richten von Infusionslösungen 3. Schmerzerfassung und Behandlung
Ziele	1. Sie kennen die Medikamente von Herrn Kern und können sie richtig verabreichen. Sie sind fähig, mit Medikamenten aller Art richtig umzugehen, dazu gehört die Lagerung, die Zubereitung und Applikation. 2. Das Richten einer Infusion wird sicher beherrscht. 3. Schmerzen mit einem Assessment einschätzen können und leitliniengerecht handeln
Fachkompetenz	1. Definition Arzneimittel, Arzneimittelgesetz (AMG), Haltbarkeit und Lagerung, Applikationsarten und korrekte Verabreichung, Arzneimittelformen, Dosierung, 5-R-Regel, Grundlagen der Pharmakokinetik, Pharmakodynamik 2. Die benötigten Materialien und die Grundsätze zum Richten einer Infusion sind bekannt. 3. Das WHO-Stufen-Schema, verschiedene Schmerzskalen und der Expertenstandard sind bekannt
Methodenkompetenz	1. Gibt es Unsicherheiten bei der Durchführung und wie erleben Sie diese? 2. Die Handhabung der Materialien erfolgt nach anerkannten Standards und wird sicher beherrscht. 3. Anerkannte Schmerzskalen werden den Vorgaben entsprechend eingesetzt
Personelle/Sozialkompetenz	1./2. Können Sie die Aufgabenstellung wie geplant durchführen oder gibt es Abweichungen? Wie hat sich Herr Kern in dieser Situation verhalten? Welche Handlungen sind für die größtmögliche Sicherheit von Herrn Kern am wichtigsten? Was haben Sie Neues gelernt? Welche neuen Lernziele ergeben sich? 3. Der Umgang mit den Schmerzskalen und die Erläuterungen zu den abgeleiteten Maßnahmen sind adressatengerecht.

Tab. 4.7b: Praxisanleitungen zum Fall

Lernaspekt/ Kompetenz	Gegenstand/Inhalt
Pflegeintervention	Verhalten beim Röntgen (Gefährdungsbeurteilung)
Thema	Einhaltung des Strahlenschutzes
Fachkompetenz	Sie besitzen eine Geräteeinweisung in den C-Bogen/Bildwandler. Sie haben an einer Schulung zur Rö/StrSchutz-Verordnung teilgenommen. Sie kennen die Kriterien zur Dokumentation im Umgang mit dem Bildwandler. Sie kennen die Gefährdung durch Röntgenstrahlung für sich und den Patienten.
Methodenkompetenz	Sie können die Röntgenschutzkleidung vollständig und korrekt anlegen. Herr Kern liegt auf einem für Röntgenstrahlung durchlässigen Tisch. Die Lagerung auf dem Röntgentisch ist korrekt. Eventuell zusätzliche Lagerungsmittel werden bereitgehalten.
Personelle/Sozialkompetenz	Sie informieren Herrn Kern über die geplante Untersuchung. Sie erklären die Vorgehensweise des durchführenden Arztes bzw. der Röntgenassistentin Sie reagieren angemessen auf unvorhergesehene Ereignisse.

Tab. 4.7c: Praxisanleitungen zum Fall

Lernaspekt/ Kompetenz	Gegenstand/Inhalt
Pflegeintervention	Legen eines peripher-venösen Zugangs
Thema	Pflegerische Aufgaben beim Legen eines peripher-venösen Zugangs
Ziele	Die pflegerischen Aufgaben beim Legen eines peripher-venösen Zugangs werden sicher beherrscht.
Fachkompetenz	Für die durchzuführende Maßnahme werden die korrekten Materialien vorbereitet. Die Maßnahme wird in angemessener Fachsprache dokumentiert.
Methodenkompetenz	Die Durchführung der Maßnahme findet nach anerkannten Standards statt.
Personelle/Sozialkompetenz	Die Pflegekraft bereitet sich angemessen auf die Maßnahme vor und verhält sich professionell. Die Information des Patienten ist adressatengerecht.

4.6 Die Zeit nach der ZNA

Herr Kern wird nach Abschluss der Diagnostik zur weiteren Überwachung auf die Intensivstation verlegt. Dort wird der Patient bis zum OP-Termin am nächsten Tag überwacht. Präoperativ zeigte Herr Kern verstärkt Phasen der Dyspnoe und Tachypnoe, bei Zustand nach Oberlappen-Resektion der Lunge links (2017).

Nach erfolgreicher operativer Versorgung der Schenkelhalsfraktur mit einer *Dynamischen Hüftschraube* (DHS), kommt der Patient intubiert und beatmet auf die Intensivstation zurück. In der Blutgasanalyse zeigt sich eine schlechte Oxygenierung unter hohem PEEP (positive end-expiratory pressure) und FiO_2, sodass eine Extubation vorerst nicht möglich ist. Im Labor fallen erhöhte Infektparameter auf, der Röntgen-Thorax-Befund gibt Hinweise auf Infiltrate.

Eine frühzeitige Dilatationstracheotomie wird angestrebt und fünf Tage nach dem Unfallereignis durchgeführt. Die Sedierung des Patienten wird beendet und das Weaning an der Beatmungsmaschine beginnt. Die Infektparameter sind im weiteren Verlauf kontinuierlich rückläufig. Auch am vierten Tag ohne Sedierung zeigt Herr Kern keine Reaktion auf Ansprache. Der Patient wird nicht wach und erhält eine erneute CCT-Untersuchung.

Es ergibt keinen Hinweis auf eine intrakranielle Blutung, keine Ischämiezeichen und ebenso keinen Anhalt für Hirnmetastasen, die auf das Bronchialkarzinom zurückzuführen sind.

Weitere drei Tage wird medikamentös versucht, die Vigilanz des Patienten zu verbessern, letztendlich ohne Erfolg.

Herr Kern ist im Besitz einer Patientenverfügung. Im Verlauf des Aufenthaltes werden viele Gespräche mit den Angehörigen und dem betreuenden Team geführt. Die Angehörigen beschreiben den Patienten als einen sehr eigenständigen Menschen, der nicht auf Hilfe angewiesen sein will. Das selbstbestimmte Leben in seinem eigenen häuslichen Umfeld ist ihm sehr wichtig.

Herr Kern hat ein metastasierendes Bronchialkarzinom, das durch eine palliative Chemotherapie behandelt wird.

Am 18. Tag nach dem Unfallgeschehen wird die Fortführung der intensivmedizinischen Therapie eingestellt. Eine palliativmedizinische Versorgung folgt. Herr Kern verstirbt noch am selben Tag.

Der Fall von Herrn Kern zeigt, dass ein Patient nach einem auf den ersten Blick häufigen und gut zu behandelnden Unfallereignis schwere Komplikationen entwickeln kann und bietet Anlass, den Verlauf kritisch zu reflektieren. Wie kam es zur plötzlichen Änderung der Bewusstseinslage in der Röntgenabteilung? Haben bei der Versorgung im Rettungsdienst oder in der ersten Untersuchung in der Notaufnahme Hinweise auf einen möglichen schweren Verlauf vorgelegen und sind diese womöglich nicht hinreichend beachtet worden? Ist es im Rahmen des Erbrechens in der Röntgenabteilung zu einer Aspiration gekommen, die bei ohnehin eingeschränkter Lungenfunktion zu einer kritischen Gasaustauschstörung geführt hat? Hätte eine frühzeitige Atemwegssicherung den Verlauf eventuell anders beeinflusst? Wäre der Hirnschaden abwendbar gewesen oder ist der Verlauf schicksalhaft?

All diese Fragen sollten im Rahmen einer Sicherheitskultur sowohl in einem Debriefing des Behandlungsteams als auch im Rahmen einer abteilungsübergreifenden Morbiditäts- und Mortalitätskonferenz besprochen werden. Hier liegt das Ziel darin, mögliche Sicherheitsrisiken zu erkennen und für die Behandlung zukünftiger Patienten zu vermeiden. Es geht nicht darum, einzelne Fehler aufzudecken und Mitarbeiter zu sanktionieren, sondern darum, das System robust gegen Fehler zu gestaltet.

5 Die Tür geht auf... »Vorsicht! Heiß!«

5.1 Fallbeschreibung

Hektisch stellt der Vater das Geschirr auf den Tisch, während das Wasser im großen Topf auf dem Herd schon zu kochen beginnt. Es soll Nudeln geben. Alles muss schnell gehen. Der Vater ist mit dem zweijährigen Sohn allein zu Hause. Die Mutter ist mit seinen großen Schwestern zum Einkaufen. Der »Kleine« spielt ganz vertieft mit einem Holzauto, welches er in der Küche mit einer Schnur hinter sich herzieht. Sein Vater muss zur Nachtschicht in die Fabrik. Eine harte Arbeit. Aber in der »alten Heimat« war es viel schlimmer. Kein richtiges Dach über dem Kopf, keine Arbeit, keine Zukunft und dann der Krieg.

Jetzt fehlen noch die Getränke. Im Keller müsste noch Apfelsaft sein. Der Vater eilt hinunter. Inzwischen kocht das Wasser im Topf und lässt den Deckel tanzen. Das überlaufende Wasser zischt auf der heißen Herdplatte. Der Junge schaut interessiert auf. Neugierig macht er sich auf, das Unbekannte zu erforschen...

Ein Fall mit Schwierigkeiten

Ohne Ankündigung öffnet sich am Freitagabend die Tür zur Notaufnahme und ein Vater trägt ein schreiendes Kleinkind auf dem Arm in die Notaufnahme. Zufällig sind ein Notfallpfleger und ein Arzt am Leitstand der Notaufnahme anwesend, sodass sie den Vater unmittelbar in einen der Schockräume leiten können. Dort wird das Kind auf eine Liege gelegt. Der Vater berichtet, dass sich sein Sohn mit heißem Wasser aus einem Kochtopf »verbrannt« habe. Die Erhebung der Anamnese ist nicht nur durch einen aufgeregten Vater und eine Sprachbarriere erschwert, sondern zusätzlich auch durch das lautstark schreiende Kind. Neben dem Vater sind keine weiteren Angehörigen anwesend, die befragt werden könnten. Während die ersten Maßnahmen getroffen werden, erfolgt auf Zuruf durch die medizinische Fachangestellte (MFA) die Aufnahme eines unbekannten Patienten sowie die Information der Pädiatrie, Anästhesie sowie Unfallchirurgie im Sinne einer Schockraumalarmierung. Die festgelegte Alarmierung kann nicht wie gewohnt erfolgen, da der Patient ohne Voranmeldung eintrifft und die Pflegekraft, die im Regelfall die Alarmierung durchführt, unmittelbar am Patienten gebunden ist. Die Versorgung erfolgt in ständiger Anwesenheit des Vaters als primäre Bezugsperson des Kindes. Somit steht kein weiterer Angehöriger zur Verfügung, der parallel nach administrativen Daten gefragt werden könnte. Der Name kann erst später vom Vater buchstabiert werden, Acun ist als türkischer Vorname dem Behandlungsteam nicht geläufig und wurde bei den Umgebungsgeräuschen zunächst nicht verstanden.

5.2 Ersteinschätzung

Bei direktem Arztkontakt ist keine pflegerische Ersteinschätzung erforderlich. Das Kind ist bei Bewusstsein, schreit schmerzbedingt lautstark und zeigt ein rosiges Hautkolorit. Es ist von starken Schmerzen auszugehen. Nach Entkleidung zeigen sich großflächige Verbrühungen im Bereich der Brust, am Kinn, der Nase, Mund und Lippen sowie der linken Hand, teilweise mit Blasenbildung. Die Herzfrequenz beträgt 115/Minute, die periphere Sauerstoffsättigung liegt bei 95 %.

Vitalparameter können in der aktuellen Situation nicht gemessen werden, da Acun zu agitiert ist. Auf Nachfrage berichtet der Vater, dass sein Sohn zwei Jahre alt und etwa 12 kg schwer sei.

5.3 Medizinische Aspekte

Es präsentiert sich dem Team der Notaufnahme ein kritisch krankes Kind mit stärksten Schmerzen nach Verbrühung. Da die Vorstellung nicht wie gewohnt über den Rettungsdienst mit vorheriger Anmeldung erfolgt, bleibt keine Zeit zur Vorbereitung und die Versorgung muss ad hoc beginnen. Parallel müssen Anamnese sowie administrative Aufnahme erfolgen.

Die Verbrühung führt zu einer thermischen Verletzung der betroffenen Haut in unterschiedlicher Tiefe, was zu einem teilweisen oder vollständigen Absterben der Haut führen kann. Bei den thermischen Verletzungen überwiegen im Kindesalter Verbrühungen, während es bei Erwachsenen meist zu Verbrennungen durch offenes Feuer kommt. Neben der unmittelbaren Lebensbedrohung durch die thermische Verletzung bleiben oft lebenslang Narben und Funktionseinschränkungen zurück (Lemke & Toomes 2019).

Die Unterteilung von Verbrennungen erfolgt in vier Grade (▶ Abb. 5.1)

Grad I
- Schädigung der Oberfläche (Epidermis) ohne Zelltod
- Rötung & Schmerzen
- Spontane Heilung, keine Narbenbildung

Grad II
- Rötung & starke Schmerzen, zusätzlich Blasenbildung

Grad IIa
- Wundgrund der Verbrennung ist vital (rote Farbe)
- Spontane Heilung (~2 Wochen)
- Das Schmerzempfinden und Berührungsempfinden sind weitgehend normal
- Haare sind fest verankert

Grad IIb
- Wundgrund der Verbrennung ist abgestorben (weißer Blasengrund), keine normale Sensibilität im verbrannten Bereich
- Narbenbildung
- Keine Spontanheilung
- Haare sind leicht zu entfernen

Grad III
- Vollständige Zerstörung der Epidermis und Dermis
- Keine Haare mehr vorhanden
- Keine bis geringe Schmerzen, da Nervenendigungen zerstört sind

Grad IV
- Verkohlung
- Keine Schmerzen
- Alle Hautschichten und ggf. darunterliegende Knochen/Faszien sind zerstört
- Irreversible Schädigung

Abb. 5.1: Gradeinteilung der Verbrennungen (Lemke & Toomes 2019, DGV 2018, Uniklinikum Aachen)

 Bei der Untersuchung ist es wichtig, den Patienten komplett zu entkleiden und die betroffene Körperoberfläche (KOF) zu bestimmen. Hierbei hilft die »Neuner-Regel« nach Wallace (▶ Abb. 5.2). Die Handfläche einschließlich Fingern entspricht in etwa 1 % der Körperoberfläche. Bei Kindern muss jedoch berücksichtigt werden, dass der Kopf im Verhältnis zum Körperstamm einen größeren Oberflächenanteil einnimmt und eine modifizierte »Neuner-Regel« für Kinder angewandt wird.

Bei der Abschätzung werden Verbrennungen ersten Grades nicht berücksichtigt. Besonderer Aufmerksamkeit bedürfen Verbrennungen an Gesicht, Händen, Füßen, Gelenken und Genitale.

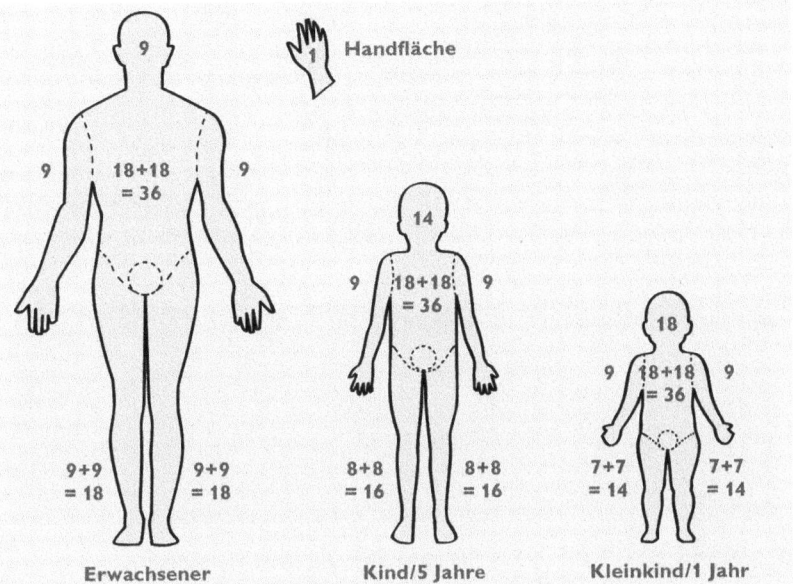

Abb. 5.2: Neuner-Regel nach Wallace (www.paulinchen.de, mit freundlicher Genehmigung von Paulinchen – Initiative für brandverletzte Kinder e. V.)

> Neben der eigentlichen thermischen Verletzung besteht immer die Gefahr von Begleitverletzungen, beispielsweise im Rahmen eines Sturzereignisses. Die Versorgung sollte hierbei im Schockraum nach gewohntem ABCDE-Schema erfolgen. Bei der Behandlung muss auf die Verhinderung eines weiteren thermischen Schadens geachtet werden, zum Beispiel durch Entfernung von Hitzespeichern (Kleidung, Schmuck). Durch externe Kühlung besteht, insbesondere bei Kindern, die Gefahr einer Unterkühlung des Patienten und diese sollte nicht bei großflächigen Verbrennungen erfolgen (Lemke & Toomes 2019).

Weitere Maßnahmen ergeben sich gemäß der Untersuchung nach dem ABCDE-Schema und beinhalten die Analgesie, ggf. mit Sedierung sowie den adäquaten Volumenersatz. Hier wird für die ersten zwei Stunden für Erwachsene eine Infusionsmenge von ca. 1000 ml pro Stunde, für Kinder von maximal 10 ml/kg Körpergewicht pro Stunde empfohlen. Bei hämodynamischer Instabilität kann unter Umständen ein höheres Infusionsvolumen erforderlich sein. Ziel ist hier, einen mittleren arteriellen Druck von 70 mmHg zu erreichen (Arbeitsgemeinschaft in Norddeutschland tätiger Notärzte 2019). Die Wundversorgung erfolgt mit sterilen metallbeschichteten Wundverbänden, die locker fixiert werden.

Neben dem Entkleiden steht bei Acun zunächst eine adäquate Analgesie im Vordergrund. Es stehen verschiedene Applikationsformen und -wege für Analgetika zur Verfügung, die alle mit jeweiligen Vor- und Nachteilen verbunden sind. Am besten steuerbar ist eine intravenöse Analgesie, die jedoch einen entsprechenden Gefäßzugang erfordert. Alternativ ist im Notfall ein intraossärer Zugang zügig etabliert, es können alle Medikamente in gewohnter Dosierung appliziert werden. Eine rektale oder orale Medikamentenapplikation stellt bei einer relativ verlängerten Anschlagzeit nicht die erste Wahl dar. Als weiterer Applikationsweg steht die nasale Applikation mittels Vernebelung zur Verfügung. Hierbei wird die große Schleimhautoberfläche der Nase genutzt, Medikamente werden in hoher Konzentration über einen speziellen Spritzenaufsatz (▶ Abb. 5.3) durch hohen Druck vernebelt.

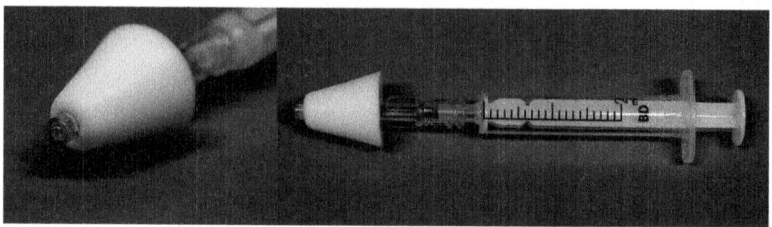

Abb. 5.3: Spritzenaufsatz zur nasalen Vernebelung (© U. Harding)

Bei Acun gelingt gemeinsam mit einer erfahrenen Anästhesiepflegekraft die Anlage eines intravenösen Zuganges mittels peripherer Venenverweilkanüle (Größe 24G) am Fuß. Hierüber erfolgen die Gabe von 1,5 mg Piritramid und 180 mg Paracetamol sowie im Anschluss 125 mg Novaminsulfon als Kurzinfusion. Zum Offenhalten des Zuganges dient eine Tropfinfusion mit balancierter Elektrolytlösung mit Zusatz von Glukose 5 %. Nach kurzer Anschlagszeit geht es Acun besser und es ist eine altersgerechte Kommunikation möglich. Der Vater berichtet von unauffälligen Vorsorgeuntersuchungen, die Impfungen sind nach STIKO-Empfehlungen erfolgt, Vorerkrankungen bestehen keine, Allergien sind ebenfalls nicht bekannt.

In der eingehenden körperlichen Untersuchung zeigt sich eine etwa 15x15 cm große Verbrühung im Brustbereich mit teilweise abgelösten Blasen entsprechend Stadium 2a. Am Kinn befindet sich eine etwa 3x2 cm große Verbrühung. An Nase, Wange, Lippe und der linken Hand finden sich mehrere kleinere betroffene Areale. Insgesamt wird die betroffene Fläche auf 10 % der KOF geschätzt.

 Nach primärer Stabilisierung wird in folgenden Fällen eine Versorgung in einem Zentrum für Brandverletzte und Verlegung innerhalb der ersten 24 Stunden empfohlen (Arbeitsgemeinschaft in Norddeutschland tätiger Notärzte 2019):

- Verbrennungen Grad 2 von 10 % und mehr Körperoberfläche
- Verbrennungen Grad 3
- Verbrennungen an Händen, Gesicht oder Genitalien
- Verbrennungen durch Elektrizität inklusive Blitzschlag
- Verätzungen durch Chemikalien

- Inhalationstrauma
- Verbrennungspatienten mit Begleiterkrankungen oder Verletzungen, die die Behandlung erschweren
- Verbrennungspatienten, die eine spezielle psychologische, psychiatrische oder physische Betreuung benötigen
- Inhalationstraumata, auch in Verbindung mit leichten äußeren Verbrennungen; vom Vorhandensein eines solchen ist grundsätzlich bei Explosionsunfällen auszugehen

Patienten mit Brandverletzungen jeglichen Ausmaßes soll die Möglichkeit zur Behandlung in einem Zentrum angeboten werden.

Die Leitstelle der Feuerwehr Hamburg führt für ganz Deutschland die »Zentrale Anlaufstelle für die Vermittlung von Krankenhausbetten für Schwerbrandverletzte«. Hier können rund um die Uhr die Behandlungskapazitäten und Ansprechpartner der nächstgelegenen Zentren abgefragt werden.

Bei Acun beträgt die betroffene KOF 10 %, Gesicht und Hand sind ebenfalls betroffen. Durch die Kinderärztin erfolgt die Kontaktaufnahme mit dem nächsten erreichbaren Zentrum für schwerbrandverletzte Kinder, wo eine Übernahme möglich ist.

Für die Verlegung stehen unterschiedliche Transportwege zur Verfügung. Eine Fahrt mittels privatem PKW der Angehörigen soll nicht erfolgen, da Acun nach Analgesie medizinisch überwacht werden soll und die Angehörigen in dieser angespannten Situation sicher nicht in der Lage sind, ein Fahrzeug sicher zu führen. Der Transport erfolgt also durch den Rettungsdienst, zu dessen Aufgaben auch die Verlegung von Patienten unter Fortführung intensivmedizinischer Maßnahmen (Intensivtransport) in andere Krankenhäuser gehört (Niedersächsisches Rettungsdienstgesetz 2007).

Der Rettungsdienst ist in Landesgesetzen geregelt. In Niedersachsen ist der Intensivtransport gesetzlich als Aufgabe des Rettungsdienstes definiert. Hierzu gehört auch die Bereitstellung entsprechend qualifizierten Personals (Notfallsanitäter, Notarzt). In anderen Bundesländern gibt es andere Lösungen, bei denen auch Ärzte der abgebenden Klinik einen Transport begleiten.

Der Transport erfolgt in einem geeigneten Rettungsmittel.

Als Rettungsmittel definiert das Niedersächsische Rettungsdienstgesetz »Krankenkraftwagen (Notarztwagen, Intensivtransportwagen, Rettungswagen, Krankentransportwagen), Notarzteinsatzfahrzeuge, Rettungsluftfahrzeuge (Rettungshubschrauber, Intensivtransporthubschrauber oder andere geeignete Luftfahrzeuge)

sowie für die Wasser- und Bergrettung geeignete Fahrzeuge« (§ 9 Niedersächsisches Rettungsdienstgesetz [NRettDG] 2018).

Während die Versorgung von Acun erfolgt, wird durch den Arzt der Notaufnahme bei der Rettungsleitstelle ein arztbegleiteter Intensivtransport angemeldet. Zur Fortführung einer Analgesie mit Opioiden ist die Begleitung durch einen Arzt indiziert. Bei der Planung des Transportes sollte die Entfernung zum nächsten Zentrum berücksichtigt werden und ein Transport mittels Rettungshubschrauber (RTH) erwogen werden, wenn sich eine relevante Zeitersparnis ergibt. Bei möglicher Verlegung mittels RTH sollte die Alarmierung frühzeitig erfolgen, da die Anflugzeit zu berücksichtigen ist. Einem Lufttransport können widrige Witterungsverhältnisse entgegenstehen sowie Dunkelheit, da nicht alle RTH nachtflugtauglich sind und sich hieraus unter Umständen längere Anflugzeiten ergeben.

Im aktuellen Fall beträgt die Transportstrecke weniger als 100 km, es stehen ein Rettungswagen und ein begleitender Notarzt in kurzer Zeit zur Verfügung, sodass sich bei Dunkelheit aus einem eventuellen Lufttransport kein zeitlicher Vorteil ergeben würde.

Zur Abrechnung des Transportes durch den Rettungsdienst wird eine Transportverordnung ausgefüllt. Die Versicherungskarte des Patienten wird dem Team des Rettungsdienstes übergeben, weitere persönliche Gegenstände des Patienten werden in einem gekennzeichneten Beutel übergeben. Der Vater möchte den Transport seines Sohnes im Rettungswagen begleiten, weitere Angehörige sind bislang nicht eingetroffen. Das unmittelbar vor der Notaufnahme geparkte Auto des Vaters wird durch den Sicherheitsdienst auf einen ordentlichen Parkplatz gefahren und der Schlüssel wird dem Vater übergeben.

Die in der Klinik verfügbare für Kinder geeignete Infusionslösung steht in Glasflaschen zur Verfügung. Dies macht eine Aufhängung zur Infusion während der Fahrt im Rettungswagen unmöglich, da ein Herabfallen unkontrollierbare Konsequenzen hätte. Von daher erfolgt zur Vorbereitung auf den Transport durch eine Pflegekraft der ZNA das Aufziehen der Infusionslösung in zwei Perfusorspritzen. Für den Transport kann die Volumengabe dann kontrolliert über einen Perfusor des Rettungswagens erfolgen, der sicher im Rettungsmittel befestigt werden kann.

Durch den Teamleiter im Schockraum erfolgt eine Übergabe an das gesamte verlegende Team des Rettungsdienstes aus Notarzt und Notfallsanitätern gemäß etabliertem Übergabeschema, wie es sonst auch durch den Rettungsdienst bei Übergabe von Patienten in die Weiterbehandlung der Notaufnahme zum Einsatz kommt. Die Übergabe orientiert sich hierbei am von der Weltgesundheitsorganisation empfohlenen SBAR-Schema (Situation, Background, Assessment & Recommendations) bei dem neben Erläuterung des Notfallgeschehens und der relevanten Anamnese auch die bisher durchgeführten Maßnahmen und Medikationen übergeben werden (▶ Abb. 5.4).

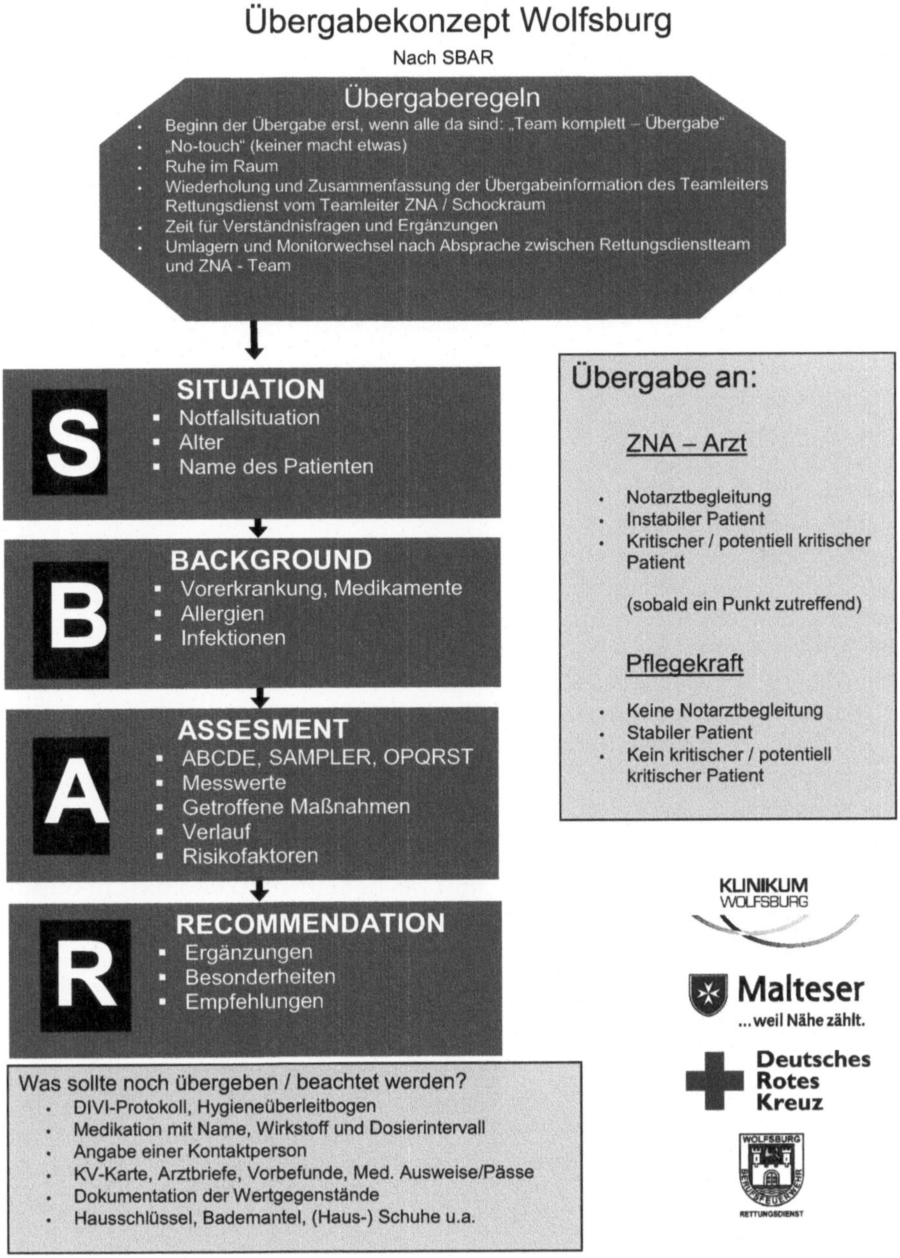

Übergabekonzept Wolfsburg
Nach SBAR
Übergaberegeln
Beginn der Übergabe erst, wenn alle da sind: „Team komplett – Übergabe"
„No-touch" (keiner macht etwas)
Ruhe im Raum
Wiederholung und Zusammenfassung der Übergabeinformation des Teamleiters Rettungsdienst vom Teamleiter ZNA / Schockraum
Zeit für Verständnisfragen und Ergänzungen
Umlagern und Monitorwechsel nach Absprache zwischen Rettungsdienstteam und ZNA - Team
S
SITUATION
Notfallsituation
Alter
Name des Patienten
B
BACKGROUND
Vorerkrankung, Medikamente
Allergien
Infektionen
A
ASSESMENT
ABCDE, SAMPLER, OPQRST
Messwerte
Getroffene Maßnahmen
Verlauf
Risikofaktoren
R
RECOMMENDATION
Ergänzungen
Besonderheiten
Empfehlungen
Übergabe an:
ZNA – Arzt
Notarztbegleitung
Instabiler Patient
Kritischer / potentiell kritischer Patient
(sobald ein Punkt zutreffend)
Pflegekraft
Keine Notarztbegleitung
Stabiler Patient
Kein kritischer / potentiell kritischer Patient
Was sollte noch übergeben / beachtet werden?
DIVI-Protokoll, Hygieneüberleitbogen
Medikation mit Name, Wirkstoff und Dosierintervall
Angabe einer Kontaktperson
KV-Karte, Arztbriefe, Vorbefunde, Med. Ausweise/Pässe
Dokumentation der Wertgegenstände
Hausschlüssel, Bademantel, (Haus-) Schuhe u.a.
KLINIKUM WOLFSBURG
Malteser
...weil Nähe zählt.
Deutsches Rotes Kreuz
WOLFSBURG
BERUFSFEUERWEHR
RETTUNGSDIENST

Abb. 5.4: Übergabekonzept Wolfsburg (Mit freundlicher Genehmigung des Klinikums Wolfsburg)

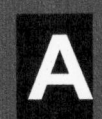

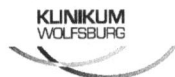

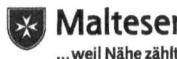

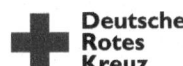

Bei Verletzungen im Kindesalter muss auch immer an eine mögliche Kindesmisshandlung gedacht werden. Folgende Anzeichen können beispielsweise einen Verdacht begründen:

- Verletzungen an untypischen Körperstellen und unterschiedlichen Alters
- Frakturen ohne dass ein passendes Trauma stattgefunden hat
- Verletzungen, die nicht zum beschriebenen Unfallmechanismus passen
- Verbrühungen und Verbrennungen ohne passenden Unfallmechanismus oder mit unpassenden Begleitverletzungen
- Fehlende Grunderkrankung (Kerbl et al. 2015)

Sollte ein Verdacht bestehen, sollte neben einer ausführlichen Anamneseerhebung eine sichere Dokumentation der erhobenen Befunde, z. B. mittels Fotodokumentation in der elektronischen Krankenakte, erfolgen. Besonderes Augenmerk ist auf die Beziehung zwischen Eltern und Kind zu legen. Bei älteren Kindern sollte ein Gespräch ohne Eltern angestrebt werden.

Begründet sich ein Verdachtsfall, stellt die stationäre Aufnahme eine Möglichkeit dar, das Kind in der Akutsituation zu schützen. Viele Krankenhäuser verfügen über Kinderschutzgruppen, die hinzugezogen werden können. Eine weitere Beratungsmöglichkeit besteht für medizinische Fachkräfte über die Medizinische Kinderschutzhotline unter Telefon 0800 19 210 00.

Mit der S3-Leitlinie Kindesmisshandlung, -missbrauch, -vernachlässigung unter Einbindung der Jugendhilfe und Pädagogik (Kinderschutzleitlinie) (Kinderschutzleitlinienbüro 2019) steht eine umfassende Leitlinie mit ergänzenden Handlungsanweisungen und Checklisten zur Verfügung.

Im Falle thermischer Verletzungen hilft bei der Einschätzung die Checkliste der Kinderschutzleitlinie (▶ Tab. 5.1)

Tab. 5.1: Wahrscheinlichkeit einer nicht akzidentellen thermischen Verletzung (Kinderschutzleitlinienbüro. AWMF S3+ Leitlinie Kindesmisshandlung, -missbrauch, -vernachlässigung unter Einbindung der Jugendhilfe und Pädagogik (Kinderschutzleitlinie), Kurzfassung 1.0, 2019, AWMF-Registernummer: 027–069)

	Wahrscheinlich	Möglich	Unwahrscheinlich
Mechanismus	• Immersion		• Unfall durch verschüttete Flüssigkeit • Unfall durch fließendes Wasser
Agens	• heißes Leitungswasser		• heiße Flüssigkeit, die nicht Leitungswasser ist

Tab. 5.1: Wahrscheinlichkeit einer nicht akzidentellen thermischen Verletzung (Kinderschutzleitlinienbüro. AWMF S3+ Leitlinie Kindesmisshandlung, -missbrauch, -vernachlässigung unter Einbindung der Jugendhilfe und Pädagogik (Kinderschutzleitlinie), Kurzfassung 1.0, 2019, AWMF-Registernummer: 027–069) – Fortsetzung

	Wahrscheinlich	**Möglich**	**Unwahrscheinlich**
Muster	• abgrenzbare obere Linie • symmetrische Verbrühung (Extremitäten)	• gleichmäßige Verbrühungstiefe • Schonung der Hautfalten • Aussparung des zentralen Gesäßes	• unregelmäßige Begrenzung und Tiefe • fehlendes Muster
Verteilung	• isolierte Verbrühung von Gesäß/Perineum mit/ohne untere Extremitäten • isolierte Verbrühung der unteren Extremitäten	• Handschuh- und Strumpfverteilung oder auch nur ein Finger/Zeh betreffend	• asymmetrische Beteiligung der unteren Extremitäten • Gesicht, Hals und Oberkörper betreffend
Klinische Zeichen	• weitere Verletzung, unabhängig von der Verbrühung/Verbrennung • klinische Zeichen stimmen mit den Angaben nicht überein • zusätzlich auftretende Frakturen	• vorherige Verbrennung/Verbrühung • körperliche Vernachlässigung • widersprüchlicher Unfallhergang im Verlauf	
Anamnestische Zeichen	• passives, introvertiertes, ängstliches Kind • vorherige Misshandlung • Häusliche Gewalt • zahlreiche vorherige Verletzungen und Unfälle • Geschwister werden für die Verbrühung verantwortlich gemacht	• Anzeichen für Vernachlässigung • unterschiedliche Angaben • Mangel an elterlicher Sorge • Vorstellung des Kindes erfolgt durch einen Erwachsenen ohne Verwandtschaftsgrad • Kind ist dem Sozialen Dienst bekannt	

Bei Acun passten Anamnese und Verletzungsmuster, die Eltern-Kind-Beziehung war der angespannten Situation angemessen, nach adäquater Analgesie zeigte Acun ein passendes Verhalten dem Vater gegenüber. Insgesamt bestand kein Anhalt für eine Vernachlässigung oder Misshandlung.

5.4 Pflegerische Aspekte

5.4.1 Kommunikation mit Acun und seinem Vater

Die besondere Herausforderung in dieser Situation besteht darin, unter großem Zeitdruck sowohl mit dem schmerzgeplagten, schreienden Kind beruhigend zu kommunizieren und zeitgleich mit dem Vater trotz Sprachbarriere auf angemessene Art eine Anamnese zu erheben und Informationen zur weiteren Vorgehensweise zu geben. Kindernotfälle bilden im Notfallgeschehen einer interdisziplinären Notaufnahme eher die Ausnahme. Dementsprechend hoch ist die Anspannung auf Seiten des Behandlungsteams, wodurch sich zusätzliche Belastungen bei der Kommunikation ergeben. Auch für Angehörige handelt es sich um eine sehr belastende Situation. Hier muss der Vater sein vor Schmerzen schreiendes Kind erleben und kann ihm nur sehr eingeschränkt helfen.

Bei der Ansprache von Acun sind, neben dem gesprochenen Wort, der Tonfall und die Mimik wichtig. Kurze Sätze oder einzelne Worte, beide ruhig und eher leise gesprochen, können eine beruhigende Wirkung haben. Eine besondere Bedeutung kommt hier Acuns Vater zu. Seine Anwesenheit als Vertrauensperson und der Körperkontakt zu seinem Sohn tragen wesentlich zur Beruhigung bei. Bei der Kommunikation mit dem Vater ist das gesprochene Wort, deutlich akzentuiert und in einfachen Sätzen formuliert, zu bevorzugen. Im Vordergrund stehen hier, neben der zügigen Gewinnung von Informationen zum Unfallhergang und das Geben von Informationen zum weiteren Procedere, der Vertrauensaufbau (Trappe & Gent 2013). Dieser Prozess wird dadurch unterstützt, dass stets Blickkontakt gehalten wird, damit sich beide Kommunikationspartner ernst genommen und wertgeschätzt fühlen.

> Der Vertrauensaufbau zwischen Pflegepersonal und Eltern kann erheblich gestört werden, wenn Eltern befürchten, dass Ihnen Informationen vorenthalten werden, sie sich in Entscheidungsprozesse nicht eingebunden fühlen oder ihnen Zweifel an der Kompetenz des Teams kommen. Diese Unsicherheit kann sich auch in Notfallsituationen auf die Kinder übertragen, da diese die Verhaltensmuster ihrer Eltern sehr sensibel wahrnehmen (Trappe & Gent 2013).

> Der in der Klinik zur Verfügung stehende Dolmetscherdienst kann aufgrund des zeitkritischen Ereignisses nicht in Anspruch genommen werden. Auch gleichsprachige Personen aus dem Kollegium stehen gerade nicht zur Verfügung. Somit ist die geduldige und zielgerichtete Ansprache durch möglichst eine Fachkraft (die Profession spielt hier keine Rolle) die einzige Option. Diese Fachkraft sollte frei von anderen Aufgaben der Versorgung sein und eine kontinuierliche Kommunikation mit Kind und Vater aufrechterhalten.

> Da kleine Kinder ihre Situation weder selbst reflektieren noch sich adäquat mitteilen können, bleibt ihnen zumeist nur eine rein emotionale Reaktion übrig.

> Angehörige erleben tiefste Existenzängste, häufig verbunden mit schweren Selbstvorwürfen sowie der Angst vor Fremdvorwürfen. Die Psychologie dieser Situation ist komplex (Trappe & Gent 2013, S. 148).

Als Acuns Vater, nach Betreten der Notaufnahme vom Behandlungsteam in Empfang genommen wird, wendet sich eine Pflegerin an ihn: »Guten Tag, ich bin Schwester Agnes. Wie heißen Sie?« Acuns Vater antwortet: »Ich heiße Hamid, das mein Sohn Acun, ich große Angst!« Die Pflegerin entgegnet: »Das verstehe ich. Wir werden uns um Acun kümmern. Wir benötigen dazu Ihre Hilfe. Können Sie mir sagen, was passiert ist?« Herr Hamid schildert daraufhin, wie es zu der Verbrühung seines Sohnes kam. Die Pflegekraft Agnes hört aufmerksam zu und macht sich einige Notizen. Dabei schaut sie immer wieder auf und nickt oder macht zustimmende Äußerungen, wie z. B. »aha«. Diese Form der Kommunikation nennt man *aktives Zuhören*.

Im Folgenden werden weitere Fragen erörtert: »Hat Acun irgendwelche Erkrankungen?« oder »Ist Acun geimpft?« »Sind weitere Angehörige in der Nähe?«

Dann fordert die Pflegerin Acuns Vater direkt zur Mithilfe auf: »Bitte, kommen Sie. Sie können Acuns Hand nehmen und ihm den Kopf streicheln. Sprechen Sie auch mit ihm. Wir werden ihm jetzt etwas gegen seine Schmerzen geben und uns um seine Wunden kümmern.«

> In dieser Situation stehen der Pflegekraft zur wertschätzenden Kommunikation das passive und das aktive Zuhören zur Verfügung. Beim passiven Zuhören beschränkt sich die Pflegekraft auf das bloße Zuhören ohne sich selbst zu Wort zu melden. Schweigend Schilderungen anzuhören ist für professionelle Helfer zur Demonstration von Akzeptanz von großer Bedeutung (Schäfer 2020).

> »*Aktives Zuhören* bedeutet, dass der Empfänger versucht zu verstehen, was sein Gegenüber empfindet und was seine Botschaft ausdrückt. Neben kurzen Einwürfen, wie ›ja‹, ›aha‹, ›hm‹, die besagen, dass die Pflegeperson physisch und psychisch noch anwesend ist, ist es am geeignetsten, das Gesagte mit *eigenen Worten* zu *wiederholen*. So begründet der Zuhörer zum einen Interesse an dem, was der Patient sagt, und zeigt, dass er auch weiterhin zuhören wird, motiviert ihn zum Weitersprechen und räumt gegebenenfalls Missverständnisse von vornherein aus dem Weg. Durch sein Verhalten zeigt er Einfühlungsvermögen, Verständnis und Annahme des Gegenübers an seiner derzeitigen Situation« (Schäfer 2020, S. 4).

Als Folge dieser wertschätzenden Kommunikation scheint sich zwischen Herrn Hamid und dem therapeutischen Team eine Vertrauensbasis zu bilden, die eine Zusammenarbeit ermöglicht. Nachdem Acuns Schmerzen durch die intravenös verabreichten Analgetika nachlassen, entspannt sich die Situation merklich, was auch seinem besorgten Vater anzumerken ist. Offensichtlich fühlt er sich mit seinen Sorgen ernst genommen. Der empathisch gestaltete Gesprächsverlauf hat wesentlichen Anteil daran.

5.4.2 Wundversorgung und Verbände

Bei Acun sind zwei Arten von Verbände anzulegen. Zum einen am Gefäßzugang des Fußes, zum anderen auf den frischen Verbrühungen.

Der Gefäßzugang wird mit einem sterilen Schnellverband versorgt. Dieser dient zur Abdeckung der Punktionsstelle und gleichzeitig zur Fixierung des Gefäßzugangs. Die Anlage erfolgt unter sterilen Kautelen. Zusätzliche Pflasterstreifen verhindern eine Dislokation der peripheren Verweilkanüle. Die Wahl des Materials fällt auf eine transparente und atmungsaktive Variante, die es ermöglicht, eine permanente Wundkontrolle bei gleichzeitiger Belüftung und Verhinderung einer feuchten Kammer durchzuführen. Bei unauffälligem Befund kann dieser mehrere Tage verbleiben. Dies erspart dem Kind zusätzliche Schmerzen, die durch eine tägliche Neuanlage zur Wundkontrolle entstehen würden. Zur zusätzlichen Sicherung bei Bewegungen des Beines sowie wegen des bevorstehenden Transports wird der Verband mit einer Mullbinde fixiert.

Der Wundverband auf den frischen Verbrühungen wird wie in Kapitel 5.3 beschrieben steril aufgebracht. Hier findet eine enge Zusammenarbeit mit dem Arzt statt. Die Funktion dieses Verbandes besteht darin, eine sekundäre Infektion durch transiente Flora bis zur Versorgung im Verbrennungszentrum zu verhindern. Ein Verkleben mit der Wundfläche wird durch die Verwendung mit metallbedampften Wundauflagen verhindert.

Transiente Flora

Mikroorganismen (Bakterien, Pilze und Viren), welche von außen auf die Haut gelangen und sich dort meist nur vorübergehend (temporär) befinden. Sie gelangen durch direkten Kontakt (Haut zu Haut) oder indirekt über Vehikel auf die Hände (Pschyrembel Online 2020).

5.4.3 Übergabe an das Intensivverlegungsteam

In der Regel werden bei den Übergaben zwischen Rettungsdienst und Notaufnahme Informationen aus der rettungsdienstlichen Versorgung an die Klinik übergeben. Jetzt ist es umgekehrt. Das Rettungsdienst-Team, zu dem in diesem Fall auch ein Notarzt gehört, benötigt für den Transport zum Verbrennungszentrum Informationen, die für die Fahrt wichtig sind. Dazu gehören die bislang durchgeführten Therapiemaßnahmen, Medikamentengaben und Kreislaufverhältnisse. Acuns familiärer Hintergrund und die daraus resultierenden Kommunikationsbesonderheiten sind hier genauso wichtig wie die medizinischen Aspekte.

§ Laut Empfehlung des Landesausschusses Rettungsdienst Niedersachsen zur Durchführung von Intensivtransporten hat hier ein Arzt-Arzt-Gespräch zwischen dem anfordernden und dem begleitenden Arzt zu erfolgen (§ 13 Niedersächsisches Rettungsdienstgesetz 2011).

Zusätzliche Informationen wie Angehörigenkontakt, Besonderheiten zur Kommunikation oder Infusionsmanagement etc. werden durch die Pflegekraft ergänzt.

5.5 Pädagogische Aspekte

Die Notaufnahme als Ort des Lernens

Acuns plötzliches Erscheinen mit seinem Vater und die Dramatik der Ereignisse machen eine geplante Anleitsituation unmöglich. Auch hier gilt es, dem Anspruch der Handlungsorientierung zu entsprechen und die Situation im Nachgang zu reflektieren und theoretisch aufzuarbeiten. Der Praxisanleiterin kommt hierbei eine beratende Funktion zu. Hilfreich ist hier zusätzlich der Austausch mit dem behandelnden Arzt, da diese Situation in enger Kooperation bewältigt wurde. Sinnvoll ist auch ein direktes Debriefing des gesamten Behandlungsteams nach Abschluss der Übergabe an den Rettungsdienst.

Tab. 5.2: Praxisanleitungen zum Fall

Lernaspekt/Kompetenz	Gegenstand/Inhalt
Pflegeintervention	1. Kommunikation mit Acun und seinem Vater 2. Anlage von Verbänden 3. Vorbereitung und Anlage von Infusionen
Thema	1. Situationsangemessene Kommunikation mit anderssprachigen Personen und unterschiedlichen Altersgruppen 2. Verbandanlage bei einer frischen Verbrühung 3. Infusionsmanagement bei Kindern mit Verbrühungen
Ziele	1. Die Kommunikation mit Acun und seinem Vater ist angemessen und zielführend. 2. Die Anlage des Verbandes erfolgt nach den derzeit gültigen Standards. 3. Das Infusionsmanagement erfolgt nach individuellem Bedarf und anerkannten Standards.
Fachkompetenz	1. Die Regeln der Kommunikation mit Kindern und anderssprachigen Menschen sind bekannt. 2. Die Standards zur zeitgemäßen Wundversorgung sind bekannt.

Tab. 5.2: Praxisanleitungen zum Fall – Fortsetzung

Lernaspekt/ Kompetenz	Gegenstand/Inhalt
	3. Die pathophysiologischen Mechanismen des Flüssigkeitsverlustes bei Kindern mit Verbrühungen sind bekannt. Die Formeln der Flüssigkeitsberechnung für Kinder mit Verbrühungen sind bekannt. Die Materialien und Arbeitsschritte zur Anlage einer Infusion sind bekannt.
Methodenkompetenz	1. Sprache, Gestik und Mimik werden situationsgerecht eingesetzt. 2. Die Handlungsschritte zur Anlage des Verbandes werden eingehalten. 3. Die Handhabung und die Einhaltung der Arbeitsschritte zur Anlage einer Infusion werden unter Beachtung von Hygiene- und Arbeitssicherheitsaspekten beherrscht.
Personelle/Sozialkompetenz	1. Der Beziehungsaufbau erfolgt empathisch. 2. Die Hygienerichtlinien werden eingehalten. 3. Das Infusionsmanagement erfolgt nach ärztlicher Anordnung. Die Kommunikation während des Vorgangs und die Erläuterungen zum Infusionsmanagement sind bezogen auf Acun und seinen Vater adressatengerecht.

5.6 Weiterer Verlauf

Als Frau Hamid mit ihren Töchtern vom Einkaufen nach Hause kam, ahnte sie gleich, dass etwas Schlimmes passiert sein musste. So wie die Küche aussah und alles nur halb vorbereitet. Sie wollten doch noch schnell zu Abend essen. Der Anruf ihres Mannes brachte dann Gewissheit. Der arme Acun! So schwer verletzt und jetzt auf dem Weg in eine Spezialklinik. Hoffentlich wird alles gut!

Es erfolgt der komplikationslose Transport in das nächstgelegene Zentrum für schwerbrandverletzte Kinder. Dort erfolgt noch am Aufnahmetag in der Notaufnahme in Analgosedierung die erste Wundversorgung (Blasen eröffnen, desinfizieren, Polyhexanid-Verband) durch die Kinderchirurgie. Am dritten Tag erfolgt im OP in Allgemeinanästhesie die Versorgung mit Hautersatz. Am sechsten Tag erfolgt auf Wunsch des Vaters die Entlassung gegen ärztlichen Rat und eine weitere ambulante chirurgische Versorgung.

6 »Ich gehe jetzt nach Hause! Ihr könnt mich alle mal!«

»*Mann, bin ich sauer! Lässt die mich einfach sitzen. Ich hänge nur mit meinen Kumpels ab, hat sie gesagt. Sonst wäre nicht viel los mit mir und so. Da ist sie ausgezogen, einfach so. Und dann meine Eltern. Ewig liegen die mir in den Ohren. ›Junge, wann willst du endlich wieder arbeiten gehen? Musst doch an deine Rente denken!‹ Echt, die können mich mal. Sollen mich doch alle in Ruhe lassen mit ihrem Genöle. Jetzt erst mal in die Eckbar. Vielleicht ist Bolle da. Der quatscht mich wenigstens nicht zu.*«

6.1 Fallbeschreibung

Ein Routinefall

Nach telefonischer Voranmeldung bringt der Rettungsdienst einen etwa 30-jährigen Mann in die Notaufnahme. Der Patient wurde am späten Vormittag eines Werktages bewusstlos in einer Gastwirtschaft aufgefunden, was zur Alarmierung des Rettungsdienstes führte. Bei Übergabe ist der Patient wach und aggressiv. Er möchte die Notaufnahme umgehend verlassen und lehnt jede Behandlung oder Untersuchung ab. Diesem Wunsch verleiht er durch Spucken sowie Beschimpfen des Personals Nachdruck: »Ich gehe jetzt nach Hause, mir geht es gut. Ihr könnt mich alle mal!« sowie weitere persönlich beleidigende Schimpfworte. Zusätzlich versucht der Patient, die Kollegin vom Rettungsdienst zu bespucken. Ein Verlassen der Notaufnahme ist ihm jedoch nicht möglich, da der Patient nicht sicher stehen oder gehen kann. Zur Identifikation gibt der Patient zum Aufnahmezeitpunkt lediglich Peter als Vornamen an sowie ein Geburtsdatum. Weitere Daten liegen auch dem Rettungsdienst nicht vor. Die Kollegen des Rettungsdienstes berichten weiterhin, dass der Patient schläfrig, aber erweckbar aufgefunden wurde und sich die Bewusstseinslage während der Versorgung und des Transportes nicht geändert hätte. Eine Blutzuckermessung sei bei Abwehrreaktion des Patienten nicht möglich gewesen.

6.2 Ersteinschätzung

Bei direktem Arztkontakt und Übergabe durch den Rettungsdienst an das Behandlungsteam aus Pflege und Arzt ist keine pflegerische Ersteinschätzung erforderlich. Eine Erfassung der Vitalparameter lehnt und wehrt der Patient auch in der Notaufnahme ab, die Atemfrequenz liegt bei 17/Minute, eine Zyanose ist nicht erkennbar, die Schleimhäute sind rosig, der Patient schwitzt nicht. Der Patient ist in schlankem Ernährungszustand. Am Kopf zeigt sich eine ältere Prellmarke, die sich in Abheilung befindet. Die Pupillen sind mittelweit und isocor, eine Reaktion auf Licht ist bei mangelnder Kooperation des Patienten nicht überprüfbar. Im Krankenhausinformationssystem findet sich unter dem angegebenen Geburtsdatum und Vornamen ein Voraufenthalt vor mehr als zehn Jahren nach Bagatelltrauma. Aus den angegebenen Daten lassen sich Nachname und Adresse entnehmen, die vom Patienten neben weiteren Beschimpfungen des Personals als noch aktuell bestätigt werden. Nach administrativer Aufnahme ist das genaue Alter mit 35 Jahren bekannt. Weitere Einträge, insbesondere im Zusammenhang mit Intoxikationen finden sich im Krankenhausinformationssystem nicht. Angehörige oder Bezugspersonen sind nicht anwesend, vom letzten Aufenthalt sind weder Familienangehörige noch Kontaktinformation hinterlegt.

Derartige Patientenaufnahmen stellen für das medizinische Personal eine besondere Herausforderung abseits der Arbeitsroutine dar. Normalerweise wählen Hilfesuchende ganz bewusst die Notaufnahmen, um schnelle Hilfe für mehr oder weniger akute Probleme zu bekommen. Hier haben wir es mit einem Patienten zu tun, der zum einen gegen seinen Willen in die Klinik eingeliefert wird und zum anderen keine Hilfe will.

6.3 Medizinische Aspekte

Dem ersten Eindruck nach befindet der Patient sich in einem intoxikierten Zustand, möglicher Auslöser ist Alkohol, differentialdiagnostisch muss an andere Substanzen (Medikamente, illegale Drogen, Vergiftungen) gedacht werden. Ebenso kommen eine Hypoglykämie sowie ein chronisches Subduralhämatom bei Hinweis auf stattgehabte Schädelprellung in Frage.

Zur weiteren Diagnostik ist jetzt eine eingehende körperliche Untersuchung erforderlich, ebenfalls eine Laboranalytik von Blut und Urin mit der Frage nach Alkoholspiegel, Drogenscreening, Störungen im Gasaustausch, Laktat, pH, Elektrolytstörungen, Infektparametern und Retentionswerten.

Auch wenn Peter offensichtlich »nur betrunken« ist, benötigt er eine Untersuchung und Behandlung nach den gleichen Sorgfaltsmaßstäben, wie sie jeder andere Patient der Notaufnahme auch erfährt. Gerade bei einer nur oberflächlichen Untersuchung eines vermeintlich »nur« alkoholisierten Patienten besteht die Gefahr, weitere Begleiterkrankungen oder durch die Intoxikation hervorgerufene Verletzungen zu übersehen. Ein Unterlassen einer Untersuchung ohne triftigen Grund kann zu Haftungsrisiken und strafrechtlichen Ermittlungen führen (Sarangi 2016).

Bei mangelnder Krankheitseinsicht und Kooperation unseres Patienten ist dies jedoch nicht möglich und kann bei Gefährdung des Personals nicht erzwungen werden. Hier ist eine entsprechende sorgfältige Dokumentation wichtig, aus der nachvollzogen werden kann, weshalb eine körperliche Untersuchung nicht hat stattfinden können.

Peter fragt im Verlauf der Behandlung wiederholt, weshalb er überhaupt in der Notaufnahme sei und drängt auf die umgehende Entlassung. Während der Wunsch nach Entlassung auch bei einem alkoholisierten Patienten zu respektieren ist, ist dies bei Peter bei fortbestehender Unfähigkeit, frei zu stehen oder zu gehen, nicht möglich. Ein Verlassen der Notaufnahme würde eine Gefährdung darstellen, da Peter sich nicht sicher allein bewegen kann, beispielsweise durch den Verkehr sich und andere gefährdet und mit einer durch die Intoxikation bedingten erneuten Bewusstseinstrübung gerechnet werden muss. Der Einsatzanlass für den Rettungsdienst war ja bereits eine Bewusstlosigkeit, die der Leitstelle gemeldet wurde. Anders wäre zu verfahren, wenn es sich um eine ausschließliche Alkoholisierung handelt, der Patient einsichtsfähig ist und keine erhebliche Gefahr für sich oder andere darstellt. Hier ist dem Patientenwunsch zu entsprechen.

Dem Personal gegenüber zeigt Peter neben den Beschimpfungen zusätzlich ein aggressives Verhalten, ist beleidigend und droht Tätlichkeiten an.

»Da die Definition der Entlassfähigkeit eines alkoholintoxikierten Patienten sowohl aus juristischer als auch medizinischer Sicht fehlt, ist ein vermehrtes Augenmerk auf die Kommunikation und Dokumentation im Rahmen der Entlassung dieser Patienten zu legen.
    Die sorgfältige Anamnese und Befunderhebung beim unkooperativen Patienten ist eine Herausforderung, jedoch von großer Wichtigkeit. Es sollten eine Fremd- und Eigenanamnese, Ganzkörperuntersuchung sowie Vitalparameter dokumentiert werden, insbesondere Hinweise auf Erkrankungen oder Verletzungen, Sturzfolgen, Delir oder Unterkühlung müssen erkannt, dokumentiert und ggf. behandelt werden. Auch Rücksprachen mit Angehörigen oder der Polizei sollten dokumentiert werden.
    Kommt es zu einer juristischen Auseinandersetzung (Behandlungsfehler), liegt die Beweislast beim Patienten. Das neue Patientenrechtegesetz (BGB § 630 h) beschreibt detailliert, dass, wenn eine vom Behandelnden medizinisch gebotene Maßnahme und ihr Ergebnis nicht in der Patientenakte aufgezeichnet wurde, vermutet wird, dass diese Maßnahme auch nicht getroffen wurde.
    Bei Entlassung muss die Geschäftsfähigkeit kritisch geprüft werden. Für einen nicht einwilligungsfähigen Schutzbefohlenen besteht eine Aufsichtspflicht. Es muss also abgewogen werden zwischen dem potenziellen Freiheitsentzug und einer Behandlung wider den Willen des Patienten. Gegebenenfalls ist die Polizei hinzuzuziehen, sodass der Patient bis zur

Wiedererlangung der Geschäftsfähigkeit in Gewahrsam genommen wird« (Böer & Fenger 2017, S. 53–54).

Bei vermuteter Intoxikation mit Alkohol sowie fehlender Gang- und Standsicherheit besteht eine akute Eigengefährdung des Patienten. Eine Entlassung aus dem Krankenhaus ist nicht möglich. Bei Aggressivität gegenüber dem Personal und angedrohten Tätlichkeiten besteht zusätzlich eine Fremdgefährdung. Bei Weglauftendenz in Kombination mit Gang- und Standunsicherheit ist aus medizinischer Sicht die Indikation zur Fixierung gegeben. Eine Fixierung stellt einen schwerwiegenden Eingriff in die Bewegungsfreiheit eines Menschen dar und kann als Freiheitsberaubung strafrechtliche Relevanz erlangen (Hein & Noll 2019). Sie kann zulässig sein, wenn eine Gefahr für Leib und Leben nicht anders abgewendet werden kann. Im aktuellen Fall besteht eine solche Gefährdung, da Peter das Krankenhaus verlassen will, jedoch nicht selbständig stehen oder sicher gehen kann und beispielsweise durch den Straßenverkehr vor der Klinik gefährdet wäre.

Die Indikationsstellung zur Anwendung freiheitsentziehender Maßnahmen ist ärztliche Aufgabe und kann nicht delegiert werden. Hiervon abzugrenzen ist das Anbringen von Bettgittern auf Wunsch des geschäftsfähigen Patienten zum Schutz vor einem Sturz aus dem Bett.
Grundsätzlich darf bei gegebener Indikation nur das mildeste Mittel eingesetzt werden. Dies kann beispielsweise eine Sitzwache mit Eins-zu-eins-Betreuung sein, wenn es beispielsweise ausreichend ist, einen Patienten mit fortgeschrittener Demenz und Weglauftendenz wiederholt aufzufordern, den Raum nicht zu verlassen. In diesem Fall wäre eine Fixierung unnötig. Sollte ein Freiheitsentzug erforderlich sein und dieser länger als 30 Minuten andauern, ist ein evtl. vorhandener Betreuer oder Bevollmächtigter, alternativ das zuständige Amtsgericht, zu informieren (Hein & Noll 2019).

Im aktuellen Fall muss bei aggressivem Patientenverhalten sowie Bedrohungen davon ausgegangen werden, dass eine Fixierung nicht ohne erhebliche Gegenwehr des Patienten und somit erheblicher Gefahr für das Personal der Notaufnahme möglich sein wird. Eine Anwendung körperlicher Gewalt unterliegt dem Gewaltmonopol des Staates und ist nicht Aufgabe des Personals der Notaufnahme. Das Personal der Notaufnahme muss sich zu keinem Zeitpunkt gewalttätigem Verhalten des Patienten aussetzen und sollte im Zweifelsfall bei akuter Gefährdung eine Handlungsalternative wählen (Rückzug, Flucht). Die körperliche Fixierung eines gewalttätigen Patienten ist ebenso Aufgabe der Polizei wie die Durchsetzung des Hausrechtes bei Widerständen seitens betroffener Patienten oder Angehöriger.

Gleichwohl hat das Personal der Notaufnahme durch die berufliche Position eine Garantenstellung inne und hat hieraus Gefahren in gewissen Grenzen im Rahmen der Tätigkeit in Kauf zu nehmen (Sarangi 2016). Dies bedeutet beispielsweise, dass ein Patient, der die Notaufnahme verlassen will, durchaus aufgefordert werden muss, im Raum zu bleiben. Eine versuchte Tätlichkeit darf auch nicht automatisiert zu einer Fixierung führen, wenn ein Ausweichen und Deeskalation ohne Gefährdung des Personals zum Ziel führen. Es ist also nicht zwingend erforderlich, dass zu jedem aggressiv auftretenden Patienten die Polizei gerufen wird, wenn eine Deeskalation möglich ist.

Da eine verbale Deeskalation bei Peter nicht zum Ziel führt und er fortgesetzt aggressiv ist und dem Personal Tätlichkeiten androht, erfolgt durch den behandelnden Arzt zum Schutz des Patienten und des Personals nun eine Information der Polizei über Notruf. Zum Schutz des Personals in bedrohlichen Situationen bieten sich Sicherungsmechanismen wie am Körper getragene Alarmknöpfe (ähnlich einem Hausnotruf) oder verdeckte Alarmierungsmeldungen über mit der Polizei vereinbarte Stichwörter an. So besteht die Möglichkeit der Alarmierung der Polizei unter Vermeidung einer zusätzlichen Eskalation durch einen Notruf in Anwesenheit einer aggressiven Person.

Ebenfalls erfolgt eine Information des sozialpsychiatrischen Dienstes zur fachpsychiatrischen Beurteilung.

> Der sozialpsychiatrische Dienst ist eine Einrichtung der Landkreise und kreisfreien Städte, er ist in der Regel an das Gesundheitsamt angebunden. Aufgabe ist es, psychisch kranke Menschen und ihre Angehörigen zu unterstützen und sektorenübergreifende Hilfe zu koordinieren. Außerdem nehmen die sozialpsychiatrischen Dienste die gesetzlichen Aufgaben der Landkreise und kreisfreien Städte wahr, zum Beispiel im Falle von Unterbringungsmaßnahmen. Geleitet wird der sozialpsychiatrische Dienst von einer Ärztin mit abgeschlossener psychiatrischer oder kinder- und jugendpsychiatrischer Weiterbildung (Niedersächsisches Gesetz über Hilfen und Schutzmaßnahmen für psychisch Kranke [NPsychKG] 1997).

Im vorliegenden Fall kann durch den sozialpsychiatrischen Dienst eine ärztliche Untersuchung mit der Frage, ob die Voraussetzungen für eine Unterbringung zum Schutze des Patienten auch gegen dessen Willen gegeben sind, in der Notaufnahme erfolgen.

Durch die zügig eintreffende Polizei wird der Patient in seinem Sitz auf einem Stuhl gehalten und ein Atemalkohol von 3,09 ‰ gemessen. Nach Fixierung des Armes durch mehrere Polizisten gelingt die Entnahme von Blut für die Laboranalytik. In der venösen Blutgasanalyse zeigt sich die Blutglukose mit 20,3 mmol/l erhöht, das Kohlenmonoxid ist mit 2,6 % leicht erhöht, jedoch durch Aufenthalt in einer Gastwirtschaft mit Tabakkonsum erklärbar. Die weiteren Parameter sind normwertig.

Bei auch nach Eintreffen der Polizei anhaltender Aggressivität insbesondere dem behandelnden Arzt gegenüber wird gemeinsam festgelegt, dass zur Deeskalation die weitere Betreuung primär durch die Bezugspflegekraft sowie die Polizeibeamten erfolgt. Eine Fixierung im Bett ist nicht erforderlich, allerdings sind zwei Polizeibeamte stets an der Seite des Patienten und müssen wiederholt verhindern, dass Peter von seinem Stuhl aufsteht. So wird ihm ein gewisser Bewegungsrahmen zugestanden, ohne dass eine Flucht möglich wird, es kann jedoch auf eine Fünfpunktfixierung als letztes Mittel des Freiheitsentzuges verzichtet werden.

II Fälle

In der Laboranalytik zeigt sich ein Alkoholspiegel von 2,91 ‰. Neben der bereits bekannten erhöhten Blutglukose sind die weiteren Laborparameter normwertig, es finden sich keine Hinweise auf eine kritische Anämie, Elektrolytentgleisung, Infekte oder Urämie als Hinweis auf eine Begleiterkrankung, die den veränderten Bewusstseinszustand erklären könnte.

Differentialdiagnostisch kommt der Konsum nicht verkehrsfähiger Drogen in Frage. Zur Diagnostik stehen qualitative Teste zur Verfügung, die den Konsum über einen Nachweis im Urin anzeigen. Ein positives Testergebnis spricht für einen stattgehabten Konsum in einem Zeitraum von mehreren Stunden bis Tagen nach Konsum. Getestet wird in den meisten Fällen auf Amphetamin, Metamphetamin, MDMA (Ecstasy), Cannabis, Kokain und Opiate im Urin. Eine quantitative Diagnostik steht regelhaft nicht zur Verfügung und bleibt (rechtsmedizinischen) Speziallaboren vorbehalten.

Die Materialgewinnung für ein Drogenscreening stellt im aktuellen Fall eine besondere Herausforderung dar. Der Patient wird nicht freiwillig Urin zur Analytik in ein sauberes Gefäß abgeben, auch findet keine spontane Miktion statt, durch die Material gewonnen werden könnte. Somit müsste eine Einmalkatheterisierung der Harnblase bei erwartbarer Gegenwehr unter körperlicher Fixierung durch mehrere Polizeibeamte erfolgen. Daher wird bei einem nachgewiesenen Alkoholspiegel von 2,91‰ und dazu passender klinischer Symptomatik sowie fehlenden Hinweisen durch Voraufenthalte, Mitführen nicht verkehrsfähiger Drogen oder evtl. Einstichstellen als Hinweis auf i. v.-Konsum auf das Erzwingen einer Urinprobe verzichtet.

Da der klinische Verlauf stabil ist und die Bewusstseinslage nicht fluktuiert wird nach eingehender Risiko-Nutzen-Abwägung ebenfalls auf eine zerebrale Bildgebung verzichtet. Grundsätzlich wäre bei einer Prellmarke unklaren Alters und differentialdiagnostischem Verdacht auf ein stattgehabtes Schädel-Hirn-Trauma eine CT des Schädels indiziert, unter den gegebenen Umständen ist jedoch nicht von einer ausreichenden Bildqualität bei erwartbaren Bewegungsartefakten auszugehen. Alternativ könnte eine CT unter medikamentöser Sedierung stattfinden, die bei stark intoxikiertem Patienten jedoch komplikationsgeneigt ist.

6.4 Pflegerische Aspekte

6.4.1 Eins-zu-eins-Bindung

Die alkoholbedingte Hilflosigkeit des Patienten und die daraus resultierende Selbstgefährdung machen es erforderlich, dass eine Bezugspflegekraft für insgesamt zwei Stunden in der Eins-zu-eins-Betreuung gebunden ist. Diese kann dadurch keine anderen Aufgaben in der Notaufnahme übernehmen. Gerade in den späten Vormittagsstunden und gegen Mittag ist das problematisch, da es sich hier um Zeiträume mit einer hohen Zahl von Aufnahmen und allgemeiner Arbeitsverdichtung handelt. Auch im Nachtdienst können bei reduzierter Personalstärke und ggf. parallel laufender Versorgung kritischer Patienten Engpässe entstehen.

Der Umgang mit aggressiven Patienten stellt eine große Herausforderung im Pflegealltag dar. In der Notaufnahme deutlich häufiger als in anderen Bereichen. Dieser Gegebenheit trägt die Fachweiterbildung Notfallpflege Rechnung, indem sie den Umgang mit dieser Patientenklientel im theoretischen und praktischen Unterricht eine besondere Aufmerksamkeit zukommen lässt. In der Moduleinheit »Den Erstkontakt mit Patienten gestalten« werden u. a. die Inhalte »Stufen der Eskalation und Deeskalation« sowie »Selbstschutz und Abwehrtechniken« thematisiert und praktisch eingeübt (DKG-Empfehlung für die Weiterbildung Notfallpflege vom 29.11.2016).

Der aktuelle Fall zeigt, wie relevant diese Kompetenzen für die Notfallpflege sind. Selbst dann, wenn, wie in diesem Fall, die Polizei vor Ort ist.

6.4.2 Deeskalation: »Den Wind aus den Segeln nehmen«

Wenn, wie oben beschrieben, ein Patient bestimmte Personen aus dem Kollegium kategorisch ablehnt und ihnen in besonderem Maße mit Aggression begegnet, können andere Kolleginnen aus dem therapeutischen Team versuchen, Kontakt zu ihnen herzustellen und ein Minimum an Vertrauen aufzubauen. Die Profession spielt hierbei keine Rolle. Es sollte aber eine Person sein, die in deeskalierenden Verhaltensweisen geschult ist. Im vorliegenden Fall ist es die Pflegekraft Sara. Ungefähr in Peters Alter übernimmt sie, später zusammen mit der Polizei, die Betreuung. Als Bezeichnung für Peters Handlungen und Kommunikationsstil hat sich, unabhängig vom Fokus, die neutrale Formulierung »Herausforderndes Verhalten« etabliert.

> Zu Beginn nimmt die Pflegekraft vorsichtig Kontakt mit Peter auf. Es folgt ein Dialogauszug.
> Sara: »Hallo, ich bin Schwester Sara. Ich würde mich gerne ein wenig um Sie kümmern«. Wie darf ich Sie denn anreden?«
> Peter: »Scheiß egal wie ich heiße, um mich braucht sich keiner zu kümmern. Verpiss dich! Ich will nach Hause. Mir geht es gut.«
> Sara: »Für mich hören Sie sich sehr verärgert an. Was regt Sie denn so auf?«
> Peter: »Na, die haben mich einfach hergefahren, die Ärsche. Ich will hier raus!«
> Sara: »Das kann ich ganz gut nachvollziehen, dass Sie da verärgert sind. Hat man Ihnen denn einen Grund dafür genannt, Sie ins Krankenhaus zu bringen?«
> Peter: »Ach was! Die wollen mich doch nur abzocken.«
> Sara: »Wenn das alles grundlos war, können Sie sicher auch bald wieder nach Hause. Wollen Sie mir so lange ein bisschen von sich erzählen?«
> Peter: »Scheiße, nein. Ich will Dir nichts erzählen. Du bist doch genau wie die anderen. Ihr steckt doch alle unter einer Decke.«

Sara: »Vielleicht haben sich die Kollegen vom Rettungsdienst ja nur Sorgen um Sie gemacht. Sie sollen bewusstlos gewesen sein. Haben Sie davon etwas bemerkt?«
Peter: »Was? Quatsch! Ich war nicht bewusstlos. Mir geht es gut!«
Sara: »Mögen Sie mehr von sich erzählen?«
Peter: »Nein!«
Sara: »Wohnen Sie auch hier in der Stadt?«
Peter: »Nein!«
Sara: »Wie alt sind Sie?«
Peter: »Leck mich!«
Sara: »Ich glaube, wir könnten im selben Alter sein.«
…

Die Pflegekraft Sara versucht durch die Konversation mit dem Patienten in Kontakt zu treten und zu bleiben. Dabei hat sie die Absicht, durch die Art ihrer Fragestellungen Peter nicht weiter zu provozieren. Der Informationsgehalt der Fragen steht nicht im Vordergrund. Sie äußert sogar Verständnis für seine Situation, ohne sich mit ihm gegen die anderen zu verbünden, was in dieser Situation nicht authentisch wäre. Dabei geht sie auch verbal mit ihm respektvoll um. Sie siezt ihn konsequent, auch wenn sie von ihm geduzt wird. Sie lässt sich auch von seinen Beleidigungen nicht aus der Ruhe bringen und bleibt ihrer Linie treu. Ihre Stimmlage ist dabei ruhig, die Betonungen eher beschwichtigend als bestimmend. Während der gesamten Konversation hält sie einen Sicherheitsabstand zu Peter ein, um drohenden Tätlichkeiten auszuweichen.

»Aggressionsfördernd sind Vorwürfe und Schuldzuweisungen nach Unfällen oder an Alkohol- und Drogenkranke bezüglich ihres Substanzkonsums« (Pajonk & D'Amelio 2016, S. 169).

Diesem Grundsatz folgt die Pflegekraft, indem sie Peter nicht auf seinen offensichtlichen Alkoholkonsum anspricht.

6.4.3 Ärger, Wut, Aggression und Gewalt

Peter wehrt sich weiterhin, schlägt und tritt um sich. Bespuckt und beleidigt das Personal durchweg mit vulgären Schimpfworten.

Derartiges Verhalten ist sicherlich zu Recht als *Herausforderndes Verhalten* zu bezeichnen. Zu den persönlichen Beleidigungen kommt die Gefahr, Angriffen ausgesetzt zu sein und dadurch auch körperlichen Schaden zu nehmen. Was wiederum auch das therapeutische Team vor die Aufgabe stellt, sich mit eigener Wut und Ärger auseinanderzusetzen.

»Ärger und Wut sind menschliche Emotionen bzw. Gefühlsreaktionen, ähnlich wie Freude, Liebe, Trauer oder Angst. Diese Gefühle werden durch aktuelle Ereignisse oder durch gedankliche Erinnerungen an Ereignisse ausgelöst.« (Wesuls et al. 2005, S. 13)

»Aggression ist ein Verhalten, dessen Ziel eine Beschädigung oder Verletzung ist. Unter aggressiven Verhaltensweisen werden nur solche verstanden, die Individuen (oder Sachen) aktiv und zielgerichtet schädigen, schwächen oder in Angst versetzen. Eine Aggression liegt also nur dann vor, wenn die Absicht der Schädigung bei einem Täter vorhanden ist.« (Wesuls et al. 2005, S. 13)

»Es wird immer dann von Gewalt gesprochen, wenn eine Person vorübergehend oder dauerhaft daran gehindert wird, ihrem Wunsch oder ihren Bedürfnissen entsprechend zu leben. Gewalt heißt also, dass ein ausgesprochenes oder unausgesprochenes Bedürfnis einer Person missachtet wird. Gewalt kann somit verstanden werden als eine Einwirkung auf Personen, in die sie nicht einwilligen und mit der sie nicht einverstanden sind.« (Wesuls et al. 2005, S. 13)

»Beispielsweise empfinden es manche Menschen als unangebracht, angespuckt zu werden, aber nicht weiter belastend, während es von anderen als schockierend und zutiefst demütigend eingeordnet wird.
Es kommt also nicht nur darauf an, was geschah, sondern wie die Situation erlebt wurde« (Nau et al. 2020, S. 6).

Die Bemühungen der Pflegekraft Sara mit kommunikativen Mitteln die Situation mit Peter zu deeskalieren sind richtig. Dennoch führen sie hier nicht allein zum Erfolg. Die zunehmende Aggressivität und die Härte der Tätlichkeiten zwingen zum weiteren Handeln (▶ Kap. 6.3).

6.4.4 Immobilisation oder Fixierung aufgrund hoher Aggressivität

Die Maßnahme der Fixierung eines Patienten, welche in der Regel als 5-Punkt-Fixierung im Bett durchgeführt wird, sollte immer als letzte Option angewendet werden. Sie beraubt den Patienten eines elementaren Grundrechtes. Seiner Freiheit. Zudem ist zu erwarten, dass diese Form von Gewaltanwendung zu noch mehr Aggressivität und Gegenwehr führt. Die Situation eskaliert weiter und eine intensive Überwachung des Patienten wird erforderlich

Die Fixierung des hochaggressiven Patienten Peter kann vermieden werden, da die Polizei bereits vor Ort ist und hilft, Peter unter Aufsicht zu kontrollieren. Dies geschieht, während der Patient auf einem Stuhl sitzt. Ein wichtiger Aspekt dabei ist, dass während der Immobilisationsmaßnahme weiterhin die Prinzipien der verbalen Deeskalation konsequent eingehalten werden.

Die Wahrung der Menschenwürde macht es zwingend erforderlich, dass die Indikation zur Überwachung/Immobilisation/Fixierung ständig überprüft wird. Es muss sichergestellt werden, dass der Patient nur so lange in seiner Freiheit eingeschränkt wird, wie es zu seinem Schutz oder zum Schutz anderer erforderlich ist.

Bei einer Immobilisation wird der Patient durch gezielte Halte- und Grifftechniken in seinem Bewegungsradius eingeschränkt oder fixiert, zum Beispiel für pflegerische oder ärztliche Maßnahmen. Dies geschieht in aller Regel ohne technische Hilfsmittel und durch mindestens zwei bis drei Personen, welche in dieser Maßnahme geschult sind.

Bei Peter muss eine Immobilisation mit Fixierung für die Durchführung der venösen Blutentnahme herbeigeführt werden.

Es ist sehr wichtig, darauf zu achten, dass die betreffenden Mitarbeiter Brillen, Schmuck, Halstücher, Namensschilder, Uhren, Stifte usw. ablegen, weil diese Gegenstände eine Gefahr für Verletzungen in sich bergen (Wesuls et al. 2005).

Im vorliegenden Fall übernehmen die Polizeibeamten die Immobilisation, indem sie u. a. dafür sorgen, dass Peter auf einem Stuhl sitzen bleibt. Immer wenn er versucht aufzustehen, um die Notaufnahme zu verlassen, greifen sie ein und verhindern seine Fluchtversuche und daraus resultierende Stürze oder andere Risiken. Die Pflegekraft Sara ist immer in der Nähe und übernimmt maßgeblich die Kommunikation, was mutmaßlich zur weiteren Deeskalation der Situation beiträgt.

Durch diese Form des Umgangs kann eine weitere Eskalation der Situation und daraus resultierende Komplikationen vermieden werden. Die arbeitsteilige Betreuung des Patienten durch die Polizei und das therapeutische Team bewährt sich in dieser Situation.

6.4.5 Zusammenarbeit mit der Polizei und die Wahrung von Datenschutz und Schweigepflicht

Die Zusammenarbeit mit der Polizei bietet in dieser Situation ein deutlich höheres Maß an Sicherheit für das therapeutische Team. Maßnahmen wie Blutentnahme oder die Erhebung der Vitalzeichen wären ohne diese Kooperation kaum möglich. Die besondere Herausforderung liegt darin, trotz der engen Zusammenarbeit ein hohes Maß an Vertraulichkeit zu gewährleisten. Der Patient, so unkooperativ und aggressiv er aktuell auch sein mag, hat das gleiche Recht auf medizinische Versorgung und Wahrung seiner Grundrechte wie jeder andere. Der Datenschutz ist auch in diesem Fall zu gewährleisten, die Schweigepflicht gilt weiter. Informationen und Daten, die im Behandlungsprozess gewonnen werden, dürfen den Polizeibeamten vor Ort nicht aktiv weitergegeben werden. Dies gilt auch für Vitalwerte, Laborparameter (z. B. Blutalkoholspiegel) oder Anamnesedaten.

Es ist unvermeidbar, dass Polizeibeamte in der akuten Situation Kenntnis von Behandlungsdaten erlangen. Dennoch sollte wo immer möglich versucht werden, die Schweigepflicht zu wahren. So können beispielsweise Laborberichte außerhalb des Behandlungsraumes eingesehen werden und die Dokumentation kann ebenfalls an einem Arbeitsplatz erfolgen, auf den die Beamten keine Einsicht nehmen können.

6.5 Pädagogische Aspekte

> **Die Notaufnahme als Ort des Lernens**
>
> Diese Situation, in der Notaufnahme leider nicht selten, zeichnet sich durch verschiedene Spezifika aus: Behandlungsunwilliger Patient mit aggressivem Verhalten, somatische Beschwerden und vitale Bedrohung des Patienten kaum vorhanden und in den Behandlungsprozess integrierte Polizeibeamte. Sollte hier in enger Zusammenarbeit zwischen Lernender und Praxisanleiterin die Situation zu bewältigen sein, können die in der folgenden Tabelle aufgeführten Themen gut in den Lernprozess der Weiterbildung integriert werden.

Tab. 6.1: Praxisanleitungen zum Fall

Lernaspekt/ Kompetenz	Gegenstand/Inhalt
Pflegeintervention	1. Anwendung von Maßnahmen der Deeskalation 2. Kooperation und Kommunikation mit Sicherheitsbeamten 3. Durchführung/Assistenz bei freiheitsentziehenden Maßnahmen
Thema	1. Maßnahmen der Deeskalation und Selbstschutzmaßnahmen, ggf. Fixierung Verbale und nonverbale Kommunikation Deutung der Körpersprache des Patienten 2. Kommunikation mit der Polizei unter Berücksichtigung der Schweigepflicht. Informationsweitergabe und Dokumentation?? 3. Technik und rechtliche Aspekte zu freiheitsentziehenden Maßnahmen in der Notaufnahme
Ziele	1. Deeskalierende Maßnahmen werden sicher beherrscht und führen zu einem effizienten Selbstschutz. Die Kommunikation mit dem Patienten erfolgt wertfrei. 2. Die Kommunikation mit der Polizei erfolgt kollegial und zielorientiert unter Beachtung der Schweigepflicht. 3. Die Entstehung von eskalierenden Situationen, die Zwangsmaßnahmen erforderlich machen, werden frühzeitig erkannt Interpretation des Patientenverhaltens Selbstschutzmaßnahmen werden wirksam eingesetzt.
Fachkompetenz	1. Die Prinzipien der deeskalierenden Kommunikation und Handlungen sind bekannt. Die Maßnahme wird in einer angemessenen Fachsprache dokumentiert. 2. Die Regeln der interprofessionellen Kommunikation und der Schweigepflicht sind bekannt. 3. Die rechtlichen Aspekte zu freiheitsentziehenden Maßnahmen sind bekannt. Die psychologischen Mechanismen der Situation sind bekannt.

Tab. 6.1: Praxisanleitungen zum Fall – Fortsetzung

Lernaspekt/ Kompetenz	Gegenstand/Inhalt
Methodenkompetenz	1. Die Kommunikation mit aggressiven Patienten und die Maßnahmen zur Selbstsicherung werden sicher beherrscht. 2. Die interprofessionelle Kommunikation wird sicher und zielgerichtet beherrscht, ohne die Schweigepflicht zu verletzen. 3. Die Technik der Immobilisierungs-/Fixierungsmaßnahmen wird sicher beherrscht.
Personelle- / Sozialkompetenz	1. Persönliche Hygiene und Sicherungsmaßnahmen werden berücksichtigt. 2. Die Kommunikation und Zusammenarbeit mit der Polizei ist angemessen und zielgerichtet. 3. Die Kommunikation während der Immobilisierungs-/Fixierungsmaßnahmen ist angemessen. Die Reflexion des eigenen Verhaltens ist realistisch und selbstkritisch.

6.6 Weiterer Verlauf

Bei starker Alkoholintoxikation mit Selbst- und Fremdgefährdung ist eine Entlassung des Patienten nicht möglich. Ebenso kommt eine Ausnüchterung im Schutzgewahrsam der Polizei bei fehlender medizinischer Überwachung nicht in Frage. Eine stationäre Aufnahme in einem Krankenhaus würde bei anhaltender Eigen- und Fremdgefährdung eine permanente Präsenz von Polizeibeamten erfordern. Durch das Konsil des sozialpsychiatrischen Dienstes wird die Einschätzung der Eigen- und Fremdgefährdung des Patienten bestätigt und es erfolgt eine Unterbringung in einem psychiatrischen Krankenhaus nach Niedersächsischem Gesetz über Hilfen und Schutzmaßnahmen für psychisch Kranke (NPsychKG) gegen den Willen des Patienten zum Zweck der Ausnüchterung. Bei stabiler Bewusstseinslage ohne Hinweis auf eine zu erwartende Verschlechterung ist dies unter den aktuellen Umständen möglich. Hierbei erfolgt die Anmeldung und Übergabe des Patienten in der Zielklinik durch den Psychiater des sozialpsychiatrischen Dienstes. Zusätzlich ist ein Ordnungsbeamter involviert, um den Patienten anzuhören und die Umstände der Unterbringung von Amts wegen zu klären. Der Patient wird in der Folge durch den Rettungsdienst in Begleitung von Verwaltungsvollzugsbeamtinnen in ein fachpsychiatrisches Krankenhaus verlegt. Durch das Behandlungsteam der ZNA erfolgt eine Übergabe an die Kollegen des Rettungsdienstes. Übergeben werden der Behandlungsbericht der Notaufnahme einschließlich Laborausdruck sowie die persönlichen Gegenstände von Peter.

Folgender Dialog zwischen Pflegekraft Sara und Patient Peter findet während der Immobilisation auf dem Stuhl in Anwesenheit der Polizeibeamten statt, um die Wartezeit für den Transport in die psychiatrische Fachklinik zu überbrücken:

Peter: (schon deutlich ruhiger als zuvor). »Warum habt ihr die Bullen gerufen, ihr Schweine?«
Sara: »Die Kollegen von der Polizei helfen uns, auf Sie aufzupassen. Wir möchten nicht, dass Sie sich verletzen.«
Peter: »Ach was, ich hab doch nichts getan. Was wollt ihr von mir?«
Sara: »Bitte bleiben Sie noch etwas sitzen. Wir möchten nicht, dass Sie sich verletzen.«
Peter: »Wie lange?«
Sara: »Nur noch ein paar Minuten.«
Peter: »Und dann?«
Sara: »Dann werden Sie von anderen Kollegen abgeholt.«
Peter: »Bringen die mich nach Hause?«
Sara: »Erst bringen die Sie in eine Einrichtung, wo man Ihnen noch besser helfen kann als wir es können.«
Peter: »Helfen? Gibt's da auch was zu trinken?«
Sara: »Da bin ich mir sicher, wenn Sie damit Tee oder Wasser meinen.«
Peter: »Nee, ich brauch was Stärkeres!«
Sara: »Na, sicher gibt es da auch einen starken Kaffee.«

Mit kurzen und einfachen Sätzen bleibt die Pflegerin Sara mit dem Patienten in Kontakt und stellt damit eine Arbeitsbeziehung her. Die Anwesenheit der Polizei hat seine offenen Aggressionen schon deutlich reduziert. Die Konversation fördert diese Entwicklung. Sara ist freundlich, sachlich und informiert in groben Zügen über den weiteren Verlauf, ohne den Patienten zu belügen.

Ganz unabhängig von der Tatsache, dass man Gutes erreichen will, wenn man mit Patienten in Interaktion tritt, entscheidet nicht das beabsichtigte Ziel, sondern wie die Handlung wahrgenommen wird über die Reaktion (Richter 2020).

Eine zügige Verlegung von Peter ist auch deswegen wichtig, weil er mit seiner lautstarken und aggressiven Agitiertheit auf andere Patienten und Besucher der Notaufnahme eine beunruhigende Wirkung hat.

Als sich die Türen der psychiatrischen Fachklinik hinter Peter schlossen war es klar. Jetzt wird irgendetwas passieren. Etwas Neues. Das hatte er bislang noch nicht erlebt. Und vielleicht ist es auch gut so. In lichten Momenten war es ihm schon vorher klar gewesen. So konnte es nicht weitergehen. Er war einfach müde geworden. Immer so müde. Jetzt war ihm mulmig zumute bei dem Gedanken an das Ungewisse, was ihn in diesen Räumen erwarten würde.

7 Und plötzlich wird es dunkel

 Auf diesen Abend haben sich Heike und ihre vier Freundinnen schon lange gefreut. Wochenende und dann zusammen einen drauf machen. Schließlich ist sie als Jüngste nun auch endlich 18 geworden. Das muss gefeiert werden! Anna hatte sich bereit erklärt, zu fahren. Sie ist mit 20 auch die Älteste und hat außerdem diesen kleinen roten Flitzer. Da passen sie gerade rein. Alkohol? Natürlich! Sie wollen doch Spaß haben. Bei Anna zu Hause sitzen die 5 Mädels zusammen und stoßen auf einen schönen Abend an. Den ganzen Abend eine tolle Stimmung. Sie wollen auf die Partymeile der größeren Nachbarstadt. Heute gehört ihnen die Welt! Jetzt soll es aber langsam in den Club gehen. Hoffentlich kommen sie nicht in eine Polizeikontrolle. Anna hatte auch ganz schön von diesen Piccolos getrunken. Könnte einer zu viel gewesen sein. Stockdunkel, diese Nacht. Aber es regnet wenigstens nicht. Kaum Verkehr auf der Landstraße. Da kann mal ruhig ein bisschen schneller. Kontrolliert eh keiner. Wann kam noch mal diese fiese Kurve...?

7.1 Fallbeschreibung

Ein komplizierter Fall

Es ist 22:30 Uhr an einem Freitag im April. Ein bisher ruhiger Dienst in der Notaufnahme. Die Ruhe wird plötzlich vom lauten »Schellen« des roten Telefons unterbrochen. Der Anruf wird vom zuständigen Unfallchirurgen angenommen und auf Lautsprecher gestellt. Eine weitere Pflegekraft nimmt den Anruf mit entgegen und füllt ein vorgedrucktes Protokoll mit den Informationen aus.

Am anderen Ende spricht die Notärztin und kündigt uns eine junge weibliche Person an. Zustand nach Verkehrsunfall mit Überschlag des Kraftfahrzeugs vermutlich mit hoher Geschwindigkeit. Die Patientin ist bereits intubiert und beatmet mit aktuell stabilen Kreislaufverhältnissen. Im Fahrzeug befanden sich vier weitere Insassen, die in naheliegende Kliniken transportiert werden. Kein A-, B-, C-Problem. Die Notärztin gibt aktuell Verletzungen der unteren Extremitäten an. Es handelt sich um eine eingeklemmte Person, die Rettung aller Insassen hat insgesamt 1,5 Stunden gedauert. Die Ankunftszeit wird von der Notärztin mit circa 20 Minuten angegeben. Wir erwarten die Patientin gegen 22:50 Uhr mit dem Rettungswagen in unserer Notaufnahme.

In diesem Augenblick beginnt ein standardisierter Prozess, begleitet von einer inneren Anspannung. Wir wissen nicht, was uns in 20 Minuten erwartet. Viele Gedanken kreisen durch unsere Köpfe. Viele Fragen sammeln sich im Kopf.

Meine langjährige Kollegin Silke mit viel Erfahrung in der Notaufnahme löst die Schleife für die Schockraumalarmierung aus. Danach sagt sie: »Dann schauen wir mal, was uns in 20 Minuten erwartet. Das, was angekündigt ist, ist manchmal nicht das, was man bekommt!« Wir machen uns auf den Weg in den Schockraum, um diesen vorzubereiten. Eine neue Kollegin, die gerade ihren ersten Nachtdienst hat und sich noch in der Einarbeitung befindet, begleitet uns.

Mit einem fragenden und gleichzeitig ängstlichen Blick schaut sie uns an und fragt Silke, was jetzt zu tun ist. Silke kann sich in die Situation der neuen Kollegin hineinversetzen und erklärt ihre Vorgehensweise. Es ist jetzt 22:45 Uhr, wir schauen gespannt auf die Liegendeinfahrt. Ob sie pünktlich kommen? Was ist, wenn nicht?

Lange Transportzeiten können die Frage hervorrufen, ob noch etwas Unerwartetes passiert ist.

Der ärztliche Kollege nutzt die Zeit und ruft schon einmal auf der Intensivstation an. »Hallo Klaus, wir erwarten in circa fünf Minuten eine junge Frau nach Verkehrsunfall, wir melden uns, sobald die Patientin erstversorgt ist.«

Die Intensivstation wird telefonisch über das Eintreffen der Patientin informiert, denn auch die Intensivstation benötigt eine gewisse Vorbereitungszeit.

7.2 Ersteinschätzung

Die Einschätzung der Behandlungsdringlichkeit ist in diesem Fall ganz klar. Heike Groß wird nach ESI auf 1 eingestuft, da sie sich in einer Hochrisiko-Situation befindet. Der Arztkontakt findet sofort im Schockraum statt.

7.3 Medizinische Aspekte

Nachdem Silke die Alarmierung ausgelöst hat, sind alle angeforderten Kolleginnen im Schockraum eingetroffen. Zusammen mit den Kollegen der Anästhesie, der Radiologie und mit Röntgenschürzen bekleidet warten wir nun auf die Patientin. Wir hören bereits die Alarme vom Monitor des Rettungsteams beim Einfahren in die Notaufnahme. Der diensthabende Unfallchirurg hat sich eine neongelbe Warnweste angezogen, um von allen als Teamleiter wahrgenommen zu werden.

II Fälle

Wir erwarten die Übergabe der Patientin von der Notärztin.

> Der Teamleiter ist verantwortlich für Organisation, diagnostischen Ablauf, Bestellung und Absprachen mit Konsiliarärzten sowie Planung dringlicher operativer Eingriffe.

Schockraumkriterien

 Bei folgenden Verletzungen soll das Trauma-/Schockraumteam aktiviert werden:

- systolischer Blutdruck unter 90 mmHg (altersadaptiert bei Kindern) nach Trauma
- Vorliegen von penetrierenden Verletzungen der Rumpf-Hals-Region
- Vorliegen von Schussverletzungen der Rumpf-Hals-Region
- GCS unter 9 nach Trauma
- Atemstörungen/Intubationspflicht nach Trauma
- Frakturen von mehr als zwei proximalen Knochen
- instabiler Thorax
- Beckenfrakturen
- Amputationsverletzung proximal der Hände/Füße
- Querschnittsverletzung
- offene Schädelverletzungen
- Verbrennungen > 20 % und Grad ≥ 2b

Bei folgenden zusätzlichen Kriterien sollte das Trauma-/Schockraumteam aktiviert werden:

- Sturz aus über drei Metern Höhe
- Verkehrsunfall (VU) mit
  - Frontalaufprall mit Intrusion von mehr als 50–75 cm
  - einer Geschwindigkeitsveränderung von Delta > 30 km/h
  - Fußgänger-/Zweiradkollision
  - Tod eines Insassen
  - Ejektion eines Insassen

(Deutsche Gesellschaft für Unfallchirurgie S3 Leitlinie, Polytraumaversorgung)

7.3.1 Die Übergabe im Schockraum

Die Übergabe findet in ruhiger Atmosphäre statt, es werden während der Übergabe nur unmittelbar lebensrettende Tätigkeiten am Patienten vorgenommen (z. B. Herzdruckmassage, Fortführung der Beatmung). Die Notärztin als Teamleiter des

Rettungsdienstes vergewissert sich, dass alle Teammitglieder der übernehmenden Abteilung anwesend sind, es erfolgt eine Übergabe für das gesamte Team.

Eine klare, strukturierte und gegliederte Übergabe bietet erste und relevante Informationen über die Patientin und kann bereits Handlungshinweise geben. Die Übergabe sollte standardisiert erfolgen, von der WHO und der DGAI wird das sogenannte SBAR-Schema (▶ Tab. 7.1) empfohlen (Arbeitsgemeinschaft in Norddeutschland tätiger Notärzte 2019). Die wichtigsten Angaben (an das gesamte Schockraumteam) betreffen:

Tab. 7.1: SBAR-Schema (modifiziert nach AGNN 2019, mit freundlicher Genehmigung der Arbeitsgemeinschaft in Norddeutschland tätiger Notärzte (AGNN) e. V.)

Akronym	Erläuterung
Situation	• Name, Geschlecht, Alter (Daten des Patienten) • Diagnose • Aktueller Patientenzustand (stabil/instabil) • Führende Verletzung/Erkrankung • Vitalzeichen
Background	• Unfallzeitpunkt, Unfallmechanismus (als möglicher Hinweis auf Verletzungsmuster)/Notfallgeschehen • Dauer der Rettung (möglicher Hinweis auf Auskühlung bei langer Dauer) • Beschwerdebeginn
Assessment (Einschätzung/Erhebung)	• cABCDE-Schema unter Nennung der zu den Buchstaben gehörigen Befunde • Eingeleitete Maßnahmen und Schilderung des bisherigen Verlaufs • SAMPLER-Anamnese
Recommendation/Rückfragen (geschlossene Kommunikationsschleife)	• Rekapitulation (Wiederholung) durch übernehmenden Teamleader • Rückfragen

Die Notärztin übergibt Heike an das Schockraumteam:

Heike Groß, 18 Jahre, Zustand nach schwerem Verkehrsunfall mit insgesamt fünf Patienten, davon drei schwer verletzt. PKW neben der Landstraße, laut Augenzeugen mehrfach überschlagen und dann gegen einen Baum geprallt. Keine weiteren Unfallbeteiligten. Aufwändige technische Rettung durch die Feuerwehr bei starker Verformung der Karosserie. Unfallzeitpunkt: ca. 20:55 Uhr.

Patientin initial wach, ansprechbar, saß auf dem Beifahrersitz. Im Fahrzeug mit den unteren Extremitäten eingeklemmt. Nach technischer Rettung Narkoseeinleitung und Intubation im Rettungswagen.

A: Problemlose endotracheale Intubation, Cormack + Lehane I°.
B: Unter FiO_2 von 0,4 durchgehend gute Oxygenierung, $etCO_2$ bei 42 mmHg. Lungen bds. seitengleich belüftet.

C: Kreislauf stabil, bislang Gabe von 1000 ml Sterofundin ISO über einen venösen Zugang 18G am rechten Unterarm.
D: Patientin jetzt in Narkose, Pupillen mittelweit, isocor, lichtreagibel. Initial wach, hat beide Arme bewegt, Bewegung beider Beine bei starken Schmerzen und Verletzungen nicht sicher beurteilbar, Sensibilität erhalten.
E: Hypothermie von 35,4°C tympanal bei zeitaufwändiger technischer Rettung. Alkoholgeruch bei Ausatmung.
Schädel stabil, Wirbelsäule mit Stiffneck und Vakuummatratze immobilisiert, Thorax stabil. Abdomen weich, Gurtmarke am linken Unterbauch. Becken stabil. Oberschenkelfrakturen bds., V. a. Fraktur linkes Sprunggelenk.
Keine bekannten Vorerkrankungen, orale Kontrazeption, sonst keine weiteren Medikamente, keine Allergien bekannt.

Schockraumteam
Bezüglich der personellen Zusammensetzung des (Basis-) Schockraumteams, existieren lediglich für den Traumapatienten, verbindliche Vorgaben:

- Unfallchirurgie/Chirurgie Facharzt
- Chirurgie/Unfallchirurgie Weiterbildung
- Anästhesie Facharzt
- Notaufnahme Fachpflegekraft
- Anästhesie Fachpflegekraft
- Röntgen-MTA

(AWMF 2016)

Als es zu dem Unfall kam, saß Heike in dem verunfallten PKW auf dem Beifahrersitz und die Karosserie war stark deformiert. Die Patientin ist aufgrund der länger andauernden Rettungszeit hypotherm, mit einer Temperatur von 35,4° C. Welche Bedeutung bzw. Auswirkungen kann das auf die Patientin haben?

Eine Hypothermie definiert sich als ein Abfallen der Körperkerntemperatur auf unter 35° Celsius und wird nach einem Trauma bei 66% der Patienten beobachtet. Man unterscheidet endogene, kontrolliert-induzierte und akzidentelle Hypothermie. Bei der akzidentellen Hypothermie kommt es zu einem unbeabsichtigten Abfall der Körperkerntemperatur aufgrund einer Kälteexposition, ohne dass eine endogene Dysfunktion der Thermoregulation vorliegt. Endogene Ursachen wären z. B. ein Tumor oder eine Schilddrüsenunterfunktion. Besonders Verletzungen der Extremitäten, des Beckens und des Abdomens begünstigen die Entstehung einer Hypothermie.
Bei der Behandlung polytraumatisierter Patienten stellt eine akzidentelle Hypothermie ein relevantes Problem dar, da sie eine wesentliche Ursache für posttraumatische Komplikationen ist. Eine frühe und effiziente Wiedererwärmung ist daher essenziell. Die Hypothermie hat Auswirkungen auf das kardiovaskuläre System, z. B. Tachykardie, Vasokonstriktion, ebenso pulmonal, z. B. eine erhöhte Atemfrequenz.

Eine erhöhte Urinausscheidung kann die Folge sein, ebenso Störungen im Elektrolythaushalt und des Säure-Basen-Gleichgewichts (Hildebrand et al. 2009).

Die Hypothermie steht bei traumatisierten Patienten an erster Stelle, weil sie Einfluss auf die Blutgerinnung nimmt. Wie andere Körperreaktionen auch, hat die Blutgerinnung ein Temperaturoptimum. Ist die Körpertemperatur erniedrigt, ist die Gerinnungsfunktion eingeschränkt und es kann ein zusätzlicher Blutverlust resultieren.

Heike liegt jetzt auf der Trage in unserem Schockraum. Die Umlagerung hat gemeinsam und problemlos stattgefunden. Die Kollegen der Anästhesie kümmern sich um die Sicherung der Beatmung. Der Anästhesist wiederholt die eingestellten Beatmungsparameter und übernimmt sie für den Respirator und wir schließen Heike an unser Monitoring an (▶ Kap. 3.4.3: Basismonitoring). Das Entkleiden hat parallel dazu stattgefunden. Heike fühlt sich sehr kalt an. Die komplette Untersuchung der entkleideten Patientin von Kopf bis Fuß unter Anwendung der Standardtechniken der Inspektion, Palpation, Perkussion und Auskultation wird durchgeführt.

Silke schiebt das Sonografie-Gerät zwischen uns und der Chirurg beginnt sofort mit der eFast.

Bildgebende Diagnostik Polytrauma

Definition Polytrauma

»Der Begriff Polytrauma steht für eine gleichzeitig entstandene Verletzung mehrerer Körperregionen oder Organsysteme. Dabei ist bereits eine einzelne dieser Verletzungen oder die Kombination mehrerer für den Betroffenen lebensbedrohlich.
  Ein Polytrauma entsteht in der Regel im Zusammenhang mit einem schweren Unfall und bedeutet stets einen klinischen Notfall (ca. 1 % aller Notarzteinsätze). Bis zu 20 % aller Polytraumata enden tödlich« (Aschenbrenner 2020, S. 1).

Zur Diagnostik von freier Flüssigkeit nach stumpfem oder penetrierendem Abdominaltrauma sollte eine eFAST im Rahmen des primary survey durchgeführt werden (eFAST: extended focussed assessment with sonography in trauma, Ultraschalluntersuchung des Abdomens, Perikards und der Pleura). (AWMF 2016 S3)

»Die Sonografie ist in der Erstversorgung im Schockraum ein bildgebendes, nichtinvasives diagnostisches Verfahren, um z. B. Organverletzungen oder freie Flüssigkeit zu identifizieren. In der Regel beinhaltet die erste sonografische Orientierung die Untersuchung von Oberbauch, Unterbauch, Leber, Milz, Nieren und Beurteilung des Perikards (z. B. Ausschluss einer Perikardtamponade). Bei positivem Befund im Abdomen, z. B. freier Flüssigkeit erfolgt eine Notfalllaparotomie. Bei Kreislaufstabilität und ohne signifikanten Befund wird eine erweiterte bildgebende Diagnostik, z. B. CT durchgeführt. Gegebenenfalls wird die Sonografie zur Verlaufskontrolle wiederholt« (Welk 2014, S. 361).

Heike ist eine schlanke Patientin und wiegt circa 65 kg. Die Organe lassen sich sehr gut darstellen. Die Sonografie hat keine drei Minuten gedauert und der Kollege teilt uns die ersten Befunde mit: Ein Muskelhämatom in der schrägen Bauchwandmuskulatur rechts. Sonst kein Anhalt für thorakoabdominelle Verletzungen.

Silke entfernt sofort das Ultraschallgel von der Patientin, jetzt keine Zeit verlieren. Weiter geht es… Im Hintergrund läuft die Zeit. Beim Eintreffen der Patientin wurde die Schockraum-Uhr »Buzzer« gedrückt, um die Zeit der Versorgung zu dokumentieren.

7.3.2 Diagnostik und Befunde

Heike muss jetzt für den Transport ins CT vorbereitet werden. Die Kollegen am Kopfende der Patientin kümmern sich um den Anschluss des Transportbeatmungsgerätes, Perfusoren, Infusionen und letztendlich das Monitoring muss sicher mit der Patientin transportiert werden.

 Diagnostik und Therapie laufen im Schockraum parallel, um Zeitverzögerungen zu vermeiden.

Unser Schockraum hat keine direkte Anbindung an ein Spiral-CT-Gerät mit fahrbarem Untersuchungstisch. Das bedeutet eine zusätzliche Umlagerung für unsere Patientin und erfordert die Unterstützung aller Kollegen. Die schnelle Spiral-Technik bietet innerhalb weniger Minuten eine Übersicht von Thorax bis Abdomen zur Diagnosestellung und Veranlassung weiterer Diagnostik. Die Traumaspirale dauert mit einem modernen CT im Sekundenbereich, die Auswertung dauert entsprechend mehrere Minuten. Die eigentliche Dauer des Scans, währenddessen nicht an der Patientin gearbeitet werden kann, ist kurz. Das sog. Ganzkörpertopogramm ermöglicht eine orientierende Übersicht in der Frakturdiagnostik (Welk 2014).

Bei Heike liegen nach der Computertomografie (CT) folgende Befunde vor:

- CCT Befund: Kein Nachweis einer Fraktur oder intrakraniellen Blutung.
- CT HWS: Keine segmentale Fehlstellung in der HWS. Kein Nachweis einer Fraktur. Kein Anhalt für ein raumforderndes intraspinales oder paravertebrales Hämatom. Beidseits vermehrter zervikaler Lymphknotenbesatz entlang der Nerven-Gefäßscheiden bis 8 mm in der kurzen Achse.
- CT Thorax-Abdomen-Becken: 1. dislozierte Femurschaftfraktur beidseits. Eher alt imponierende Knickbildung im Os Sacrum.
- CT Füße: 1. luxierte artikuläre MFK I Fraktur rechts. Nicht dislozierte MFK III Fraktur rechts.
- Absprengung an der lateralen Tibiaepiphyse sowie Unterschenkelschaftfraktur rechts
- Luxation Tarsometatarsal (-Gelenk) links

Was ist ein Kompartmentsyndrom?

Eine Einblutung oder ödematöse Schwellung bedingt eine Druckerhöhung innerhalb einer durch eine Faszie straff eingeschlossene Muskulatur. Übersteigt diese den Perfusionsdruck, kommt es zur Depression der Mikrozirkulation, was eine ischämische Nekrose der Muskulatur und peripheren Nerven zur Folge haben kann. Zu dieser schwerwiegenden Komplikation kann es bei allen Verletzungen von durch Faszien eingeschlossener Muskulatur kommen. Sie tritt aber am Unterschenkel gehäuft auf

»Bei der Femurschaftfraktur handelt es sich um eine Schock induzierende Fraktur mit dringlicher OP-Indikation. Die Kombination mit einem Thoraxtrauma ist lebensbedrohlich.
   Ätiologie: Junge, durch Hochrasanztrauma polytraumatisierte Patienten.
   Klinik: Weichteilschwellung und abnorme Stellung/Beweglichkeit des Oberschenkels. Nicht belastungsfähig. Prüfung des neurovaskulären Status am gesamten Bein« (Francke 2010, S. 3).

7.4 Pflegerische Aspekte

Das Ehepaar Groß hatte schon ein paar Stunden geschlafen, als der Anruf kam. Das ist der Alptraum für jede Mutter und jeden Vater. Das eigene Kind schwer verletzt im Krankenhaus. Genaueres können sie nicht sagen. Nur, dass es sehr ernst ist und jetzt alles getan wird, was notwendig ist. Hoffentlich geht alles gut!

»Frau Groß, sie sind jetzt in der Notaufnahme!« Die Patientin ist analgosediert und bekommt augenscheinlich nichts davon mit, was um sie herum passiert. Dennoch kommunizieren wir mit der Patientin: »Heike, wir lagern Sie jetzt um!«

7.4.1 Umlagerung der Patientin im Schockraum

Die Schaufeltrage ist ein geeignetes und leichtgewichtiges Rettungsmittel, um Notfallpatienten möglichst schonend zu retten (Einsatz vor allem im Rettungsdienst), aber auch zur schonenden Umlagerung im Schockraum.
   Der Transport unserer Patientin erfolgte dann ausschließlich auf einer Vakuummatratze.
   Die HWS-Immobilisation (eine HWS-Immobilisation erfordert zwingend eine Immobilisation der gesamten Wirbelsäule auf einer Vakuummatratze. Nach dem Prinzip: («Ganz oder gar nicht«.)

> Eine Cervicalstütze oder Zervikalstütze (von lat. cervix, der Hals) ist ein zirkulärer Halsverband zur Entlastung der Halsstrukturen. Diese kann entweder rigide sein, wie die HWS-Schienen (z. B.: Stiffneck), oder weich und elastisch, wie die Halskrause.
> Halswirbelsäulenschiene (HWS-Schiene) bezeichnet eine Kunststoffmanschette, die die Halswirbelsäule (HWS) immobilisiert. Sie ersetzt einen Teil der Stützfunktion der HWS und setzt die Bewegungsfähigkeit teilweise außer Kraft. Der Kopf ruht auf der Schiene, welche auf den Schultern aufliegt und das Gewicht auf diese überträgt.

Zu beachten bei der Umlagerung im Schockraum sind folgende Grundprinzipien:

- Nach Übergabe
- Ausreichend Personen
- Anästhesie (am Kopfende) gibt das Kommando
- Primär Umlagerung mit Rettungsmittel (z. B. Schaufeltrage, auf Vakuummatratze)
- Gemeinsames, koordiniertes Entfernen der Hilfsmittel mit mehreren Personen
- Wechsel der Schienen nach Untersuchung/gesicherter Diagnostik
- HWS-Immobilisation bis zum Ende der Diagnostik belassen

Assistenz zur Anlage einer invasiven RR-Messung mittels arteriellen Katheters in der A. radialis rechts. Nachdem Heike den Zugang in die A. radialis bekommen hat, nehmen wir darüber Blut für die Labordiagnostik, Kreuzblut und führen eine Blutgasanalyse durch.

Blutgasanalyse

Nach der Probenentnahme für die Blutgasanalyse bringt Silke diese unverzüglich zum BGA-Gerät. Zusammen mit der Probe benötigt man den Barcode zum Einlesen der Patientendaten. Den aktuellen FiO_2 kann man mit angeben. Sie erklärt der neuen Kollegin alles ganz genau und gibt Hinweise worauf sie achten muss:

- Luftblasen in der Spritze vermeiden
- Konus für den Transport verschließen
- Persönliche Schutzausrüstung (PSA) Einmalhandschuhe
- Schwenken der Probe um Koagulation zu verhindern
- Zeitnahe Durchführung der BGA, um Werte nicht zu verfälschen

Als Silke zurück in den Schockraum kommt, gibt sie eine laute und deutliche Information der Werte weiter, damit alle darüber informiert sind. Hier spielen vor allem auffällige Werte eine Rolle. Befinden sich alle Werte im Normbereich sollte auch das kommuniziert werden. Die Dokumentation der BGA erfolgt durch den Anästhesisten im Anästhesieprotokoll, sowie durch Datenübertragung vom BGA-Gerät in die Laborsoftware des Klinikums.

> Blutgasanalyse und Mitteilung der Werte an alle! Die Mitteilung der Werte an das Team kann entweder durch die Pflegekraft erfolgen, die die BGA durchgeführt hat, oder durch den Teamleiter. Wichtig ist, dass im Schockraumalgorithmus der Abteilung diese Aufgabe klar geregelt ist, damit die Pflegekraft beispielsweise nicht glaubt, der Teamleiter mache dies und umgekehrt.

Betreuung der Angehörigen

Während wir Heike versorgen, melden sich die Eltern an der Rufanlage der Notaufnahme. Eine Kollegin holt sie rein und bittet Sie, erst einmal Platz zu nehmen. Die Eltern sind sehr besorgt und fragen sofort, wie es Heike geht. »Wann können wir zu ihr?« fragt der Vater mit einem besorgten Blick. Die Kollegin redet mit den Angehörigen und informiert sie über den aktuellen Stand, dass noch Untersuchungen laufen und baldmöglich ein Arzt kommt und mit ihnen sprechen wird. Die Kollegin nutzt das Gespräch zu einer Fremdanamnese, um noch genaueres über Heike zu erfahren. Von der Mutter erfahren wir, dass Heike über einen vollständigen Impfschutz u. a. gegen Tetanus verfügt. Bisher erhaltene Informationen werden abgeglichen. Auch, um Rückschlüsse auf die soziale Situation zu ziehen. Es wird den Angehörigen angeboten, in einem separaten Raum oder im Aufenthaltsraum der Intensivstation zu warten. Die Versorgung wird noch einige Zeit dauern.

»Grundsätzlich kann man eine Tetanus-Schutzimpfung sowie die Gabe von Tetanusimmunglobulin in Abhängigkeit von der Schwere, dem Verschmutzungsgrad der Verletzung, den Durchblutungsverhältnissen und dem Alter des Verletzten um einige Stunden verschieben, wenn man aus den anamnestischen Angaben des Patienten glaubhaft entnehmen kann, dass er zumindest über eine Grundimmunisierung verfügt und den Impfnachweis nachreichen kann.«
»Wenn der Impfstatus völlig unklar und/oder eine Verständigung mit dem Patienten kaum möglich ist, so sollte wie bei einer ungeimpften Person verfahren werden« (Robert Koch-Institut 2012).

> Tetanus-/Wundstarrkrampfimpfung erfragen bzw. ermitteln, ggf. Impfausweis vorlegen lassen.
>
> Informationen dazu sorgfältig dokumentieren, auch wenn eine Impfung stattfindet. Dann erfolgt die Dokumentation mit einem Ampullenkleberchen auf einem separaten Impfpass/Patientenakte.

7.4.2 Vorbereitung Schockraum

Die Ausstattung ist auf die Behandlung und Stabilisierung vital bedrohlicher Notfälle ausgerichtet und entspricht somit einer Intensiveinheit mit OP- oder Eingriffsmöglichkeit. Die Schockräume sind mit 30-40 m² die größten Räume in der Notaufnahme.

Der Schockraum ist ein Arbeitsbereich, der interdisziplinär genutzt wird. Hier findet eine Zusammenarbeit verschiedener Bereiche statt und es gibt genaue Vorgaben, wer für was zuständig ist. Silke erklärt der neuen Kollegin, worauf es ankommt. Wir richten uns folgende Materialien:

- Instrumententisch mit Materialien für periphere Zugänge in verschiedenen Größen
- Blutentnahme, Kreuzblut
- BGA (Schockraum-BGA!)
- Tetanus-Impfung
- Steriles Set für die Wundversorgung
- Infusion mit System (wenn möglich gewärmt)
- Wärmesystem (Wärmematte)
- Materialien für eine BVK-Anlage (Thermokatheter)
- Rollboard, Schaufeltrage

Parallel dazu übernimmt die Anästhesiepflege andere Aufgaben, wie z. B.:

- Vorbereitung Monitoring
- Überprüfen des Anästhesiearbeitsplatzes (Geräte-KURZ-Check)
- Check Transportbeatmungsgerät
- Medikamente zur Intubation bzw. Aufrechterhaltung der Sedierung/Relaxierung/Analgesie
- Materialien für die invasive Kreislaufüberwachung (z. B. arterielles Druckspülsystem)
- Materialien für die Anlage eines Zentralen Venenkatheters (7 F, 12 F)

Schockraum-Management

Bei jedem Polytrauma, bei Verdacht auf ein schweres Monotrauma oder schwer erkrankte Patienten muss eine Versorgung im Schockraum stattfinden. Ebenso wenn eine telefonische Anmeldung über das sog. Alarmtelefon von der Rettungsleitstelle kommt.

In Abhängigkeit vom Verletzungsmuster oder Leitsymptom der Erkrankung kann das Basisteam der Notaufnahme zeitnah durch notwendige Fachdisziplinen wie Neurochirurgie, Mund-Kiefer-Gesichtschirurgie, HNO, Neurologie etc. ergänzt werden.

»Zahlreiche Scoring-Systeme wie der *Injury Severity Score* (ISS) erfassen die Schweregrade der Verletzungen erst nach Abschluss und Befundung der bildgebenden Diagnostik innerhalb der klinischen Versorgung. Somit fallen diese also für eine präklinische Einschätzung weg. Im präklinischen Bereich hat sich bisweilen kein übergreifendes Scoring-System zur Verletzungsschwere etablieren können. Weitverbreitet und standardisiert wird die Glasgow Coma Scale zur neurologischen Beurteilung verwendet, diese kann aber nur einen Teilaspekt bewerten.«

»Die Aufteilung der statistischen Erfassung erfolgt hier anhand vom neun definierten Körperregionen. Diese Einteilung der Regionen ist analog zur AIS (*Abbreviated Injury Scale*), die im Injury Severity Score (ISS) und im *New Injury Severity Score* (NISS) durch Gradeinteilung in sechs Schweregrade erfolgt. Die häufigsten Ursachen für lebensbedrohliche Verletzungen sind in Deutschland stumpfe Traumen (v. a. durch Verkehrsunfälle) und Stürze aus großer Höhe. Hinzu kommt eine größer werdende Gruppe von alterstraumatologischen Verletzungsmustern der älteren und alten Patienten« (Bittner 2019, S. 263).

Wie bisher im Fall beschrieben, wurde die Schockraumalarmierung aufgrund bestimmter Kriterien durchgeführt. Diese Organisation in Verbindung mit einem hohen Einsatz personeller Ressourcen, findet unter Inkaufnahme einer Überschätzung der Verletzungsschwere statt.

- Patienten, die bereits seit Stunden in der Notaufnahme warten, Operationen die verschoben werden etc., Inanspruchnahme von Rufdiensten.

Die goldene Stunde

»Das Management der Zeit ist nicht nur ausgerichtet auf die Optimierung, sondern auch auf die Vermeidung von Verzögerungen. Die nachfolgend ausgewählten Verzögerungen können so zeitkritisch werden, dass sie im schlimmsten Fall die Behandlung massiv verzögern oder gar verhindern:« (Bittner 2019, S. 262)

- Unkoordinierte/zeitlich versetzte Alarmierung einzelner Teammitglieder
- unklare Alarmierungs-/Kommunikationsketten
- Unklare Informationslage mit häufigen Rückfragen
- Informationsverluste durch mehrfache Übergaben
  – »stille Post«-Prinzip
- ungeregelte Verantwortungsbereiche, wer macht was
- Verzögerungen, die materielle Ursachen haben, z. B. eine unzureichende Ausstattung
- Unvollständige Dokumentation (Bittner 2019)

»Die Versorgung im Schockraum ist ein komplexer Prozess mit parallel ablaufenden Schritten und mehreren Beteiligten. Handlungspsychologisch kann diese Versorgung als eine komplexe kritische Situation gewertet werden. Um als Team diese komplexe Aufgabe gut abarbeiten zu können sind ein dynamischer Austausch von Kenntnisständen, die Koordination der Prozesse und eine unmittelbare Anpassung an einen sich verändernden Zustand des Patienten nötig. Ohne eine klare und transparente Aufteilung in *wer, was, wann, wo und wie zu tun hat* kann eine Versorgungsleistung in dieser Form nicht effektiv im Team erbracht werden.«

»Der *secondary survey* umfasst nun im Anschluss an die Akut-/Erstdiagnostik und die durchgeführten ersten Therapien die komplette Erhebung aller, auch kleinerer Befunde durch z. B. weitere Fachabteilungen. Die Diagnostik wird hier entsprechend der Unfallmuster angepasst und ausgeweitet. So können sich Bronchoskopien, speziellere Angiografien o. Ä. anschließen. Zu klären ist im individuellen Einzelfall, wann und wo z. B. diese weitere Diagnostik erfolgen kann. Nach vollständigem Abschluss des *secondary survey* ist das komplette Verletzungsausmaß bekannt und das weitere Behandlungsprozedere steht fest« (Bittner 2019, S. 265).

Klinikinterne Schockraumalarmierung

Die Alarmierung läuft in jeder Klinik unterschiedlich ab, ob über Telefon oder Pieper. Es existiert aber immer eine bestimmte Informationskette, die eingehalten werden muss.

Entscheidung zur Alarmierung trifft der Arzt, sofern nicht klinikinterne Standards nach Meldebild der Rettungsleitstelle bereits eine Schockraumauslösung bedingen! Auslösen des Pieperrundrufes durch die schichtführende Pflegekraft!

Relevante Daten der Patientin, strukturiert nach ABCDE-Schema werden im Schockraum auf ein Whiteboard geschrieben!

> »Klinische Untersuchungen zeigen, dass ein standardisiertes Schockraummanagement die Behandlungsergebnisse von Schwerverletzten verbessert.
> Unter der Bezeichnung ATLS® gibt es ein Ausbildungskonzept, das ein standardisiertes, prioritätenorientiertes Schockraummanagement lehrt. Ziele sind die schnelle und genaue Einschätzung des Zustands des Traumapatienten, die prioritätenorientierte Behandlung und die Entscheidung, ob ein Transfer des Patienten notwendig ist. Die Deutsche Gesellschaft für Unfallchirurgie (DGU) hat das ATLS®-Kurssystem in Lizenz vom American College of Surgeons (ACS) übernommen und bietet es in Deutschland an.
> Die standardisierte Schockraumversorgung hilft, Sekundärschäden zu vermeiden, die Zeit nicht aus den Augen zu verlieren und eine gleichbleibende Qualität der Versorgung zu sichern. Der ATLS®-Kurs vermittelt hierzu systematisches Wissen, Techniken und Fertigkeiten in Diagnostik und Therapie« (Bouillon et al. 2004, S. 25).

Neben dem ATLS®-Kurskonzept existiert auch ein eigenes Format für Pflegekräfte aus dem Bereich der Notaufnahmen, der Anästhesie und der chirurgischen/operativen Intensivtherapiestationen: das ATCN – Advanced Trauma Care for Nurses. Diese Fortbildung widmet sich dem Thema Schockraumversorgung und besteht aus theoretischen Anteilen und praktischen Übungen (Skillstraining).

Die erste Einschätzung (*primary survey* oder *primary assessment*) des Traumapatienten fokussiert auf die Vitalfunktionen. Ziel ist das Erkennen potenziell lebensbedrohlicher Verletzungen, dabei muss nicht schon die definitive Diagnose gestellt werden. Es geht um das Erkennen und die Behandlung der lebensbedrohlichen Verletzungen und orientiert sich an der führenden Priorität *Treat first what kills first* (behandle als Erstes das, was als Erstes tötet).

> Eine prioritätenorientierte Vorgehensweise und entsprechende Kommunikation muss in einem Bereich wie der Notaufnahme in allen Behandlungssituationen Anwendung finden. Jeder kritische Patient, auch ohne Trauma, bringt die Indikation zu einer Schockraumversorgung mit.

ABCDE-Schema

> »Sie sind immer wieder in die Versorgung von Notfallpatienten eingebunden – Mitarbeiter in der Anästhesie und Intensivpflege. Dabei kommt es gerade beim Erstkontakt oft darauf an, die Patienten strukturiert und prioritätenorientiert zu untersuchen, um lebensbedrohliche Probleme rasch zu erkennen und umgehend zu behandeln. Seit Jahren etabliert sich hierzu zunehmend die sogenannte ABCDE-Vorgehensweise« (Dönitz 2017, S. 299).

A = »Airway (and c-spine control)«
Muss eine Atemwegssicherung durchgeführt werden, erfolgt dies durch endotracheale Intubation. Grundsätzlich soll laut Leitlinie von einem schwierigen Atemweg ausgegangen werden. Der Traumapatient gilt als nicht nüchtern, sodass eine Rapid Sequence Induction vorzunehmen ist.

B = »Breathing«
Hier stehen der Atemantrieb und die Atemmechanik im Fokus der Diagnostik. Inspektion, Auskultation und Perkussion zählen zu der ersten Diagnostik in diesem Teilbereich. Ergänzt wird dies durch Monitoring von Atemfrequenz, Pulsoxymetrie, Kapnografie und Kapnometrie und laborchemischen Kontrollen, der Blutgasanalyse. Das Röntgen des Thorax ergänzt hier die Diagnostik.

C = »Circulation«
Die Kreislauf- und Blutungskontrolle. Der hämorrhagische Schock zählt zu den häufigsten Todesursachen bei Traumapatienten. Neben dem Monitoring erfolgt in dieser Phase die Suche nach Blutungsquellen und deren Stillung. Hier kann zwischen inneren und äußeren Blutungen differenziert werden. Die inneren Blutungen sind häufig im Bereich Thorax und Abdomen, aber auch im Bereich Becken und Extremitäten zu finden. Sonografie und CT (ggf. mit Gefäßdarstellung) haben hier einen wichtigen Stellenwert. Die äußeren Blutungen können i. d. R. ohne weiteres am entkleideten Patienten entdeckt werden. Die Therapie der schweren äußeren Blutung kann mittels direkter manueller Komprimierung oder chirurgischer Versorgung erfolgen. Tourniquets sind ebenfalls geeignete Mittel, um schwerste Blutungen an den Extremitäten zu versorgen. Im Bereich der inneren Blutungen ist die Therapie je nach Verletzungslokalisation, -muster und -schwere eine individuelle Einzelfallentscheidung. Beckenkompressionen können mittels Beckengurt durchgeführt werden. In die Phase C gehören auch Volumensubstitution und Katecholamintherapie. Für die Notfallbehandlung sollen mindestens zwei gesicherte venöse Zugänge etabliert sein. Mögliche weitere Punktionsstellen peripher: V. jugularis externa, V. basilica, V. cephalica, V. saphena. Punktionsstellen zentral: V. subclavia, V. jugularis interna/externa.

D = »Disability«
Hier wird der neurologische Status des verletzten Patienten erhoben und regelmäßig reevaluiert. Neben der allgemeinen Bewusstseinslange und dem Pupillenstatus (i. d. R. nach GCS) werden auch spezifische Reflexe erhoben. Neurologische Defizite im Bereich Motorik und Sensorik werden hier ebenfalls erfasst.

E = »Exposure«/»Environment«
Hier wird die vollständige körperliche Untersuchung mit der achsgerechten Drehung zur Untersuchung und Palpation der Rücken-/Wirbelsäulenregion abgeschlossen. Neben der eigentlichen Temperaturkontrolle ist hier auch das Wärmemanagement verankert. Der Wärmeerhalt kann u. a. durch aktives Wärmen mittels konvektiver Systeme und warmer Infusionslösungen unterstützt werden.

Eine gute Orientierung zu diesem Themengebiet bietet die AWMF S3-Leitlinie Vermeidung von perioperativer Hypothermie.

Eine Hypothermie bringt den Traumapatienten zusammen mit der Azidose und der Koagulopathie in die *letale Trias*, die auch heute noch ihren Namen zu Recht trägt.

- Ergibt sich die Notwendigkeit der weiteren, v. a. bildgebenden individuellen Diagnostik, wird das CT routinemäßig eingesetzt. Die kontinuierliche Überwachung wird hier fortgesetzt.
- Durch die hohe personelle Präsenz und die teilweise parallel verlaufenden Handlungsschritte am Patienten benötigt dieser, wenn er sich nicht in einer Allgemeinanästhesie befindet, Informationen zum Ablauf und zum weiteren Vorgehen. Zeitgleich finden unter Umständen die körperliche Untersuchung, ein kurzes Anamnesegespräch, die Messung der Vitalparameter, das Legen von venösen Zugängen und die Sonografie statt. Es kann davon ausgegangen werden, dass die Patienten in dieser Situation ein hohes Bedürfnis nach Sicherheit und Information haben. Hier ist es sinnvoll, im eigenen Konzept geklärt zu haben, wer gute Möglichkeiten und freie Ressourcen hat, sich auch um die psychische Verfassung des Patienten zu kümmern. Eine Art Bezugsperson, die in dieser Extremsituation dem Patienten beisteht, kann Sicherheit vermitteln und im Idealfall beruhigen.
- Im Anschluss an die Erstsichtung soll eine komplette Reevaluation erfolgen und in einem kurzen Austausch mit dem Schockraumteam kommuniziert werden, was, wann, wie als Nächstes zu tun ist. Der Weg kann z. B. in die erweiterte Diagnostik oder die sofortige operative Behandlung führen. Nur wenn an dieser Stelle sämtliche relevanten Informationen an alle Beteiligten kommuniziert werden, kann eine schnelle Weiterversorgung umgesetzt werden. Hier bietet es sich an, klare Kommunikationsketten zu definieren. Wer ist dafür zuständig, den OP zu informieren? Wer aus dem Bereich OP muss informiert werden? Gibt es parallele Aufgaben, die noch erledigt werden müssen? Wer kümmert sich um Blutprodukte? Wie erfolgt ein Feedback zu bereits erledigten Aufgabenpaketen?
- Der *secondary survey* umfasst nun im Anschluss an die Akut-/Erstdiagnostik und die durchgeführten ersten Therapien die komplette Erhebung aller, auch kleinerer Befunde durch z. B. weitere Fachabteilungen. Die Diagnostik wird hier entsprechend der Unfallmuster angepasst und ausgeweitet. So können sich Bronchoskopien, speziellere Angiografien o. Ä. anschließen. Zu klären ist im individuellen Einzelfall, wann und wo z. B. diese weitere Diagnostik erfolgen kann. Nach vollständigem Abschluss des *secondary survey* ist das komplette Verletzungsausmaß bekannt und das weitere Behandlungsprozedere steht fest (Dönitz 2017).

Debriefing

»Häufig findet das Debriefing nach einem Schockraumeinsatz nicht statt. Doch hierdurch nehmen wir unseren Kollegen und uns selbst die Chance, Handlungen zu reflektieren, die Teamarbeit zu bewerten, Fehler und Missverständnisse zu thematisieren und letztendlich auch die Chance, das nächste Mal zielgerichteter und kompetenter im Team zu arbeiten. Häufig würden fünf Minuten ausreichen, in welchen man unter Lenkung des Teamleiters die Situation reflektiert und wertfrei diskutiert.« (Stemmler & Hecker 2017, S. 117)

Heike wird in den OP übernommen. Es erfolgt eine geschlossene Reposition der Femurfrakturen bds. und des Tibiaschafts durch einen Fixateur externe. Weitere operative Versorgung mittels Schraubenosteosynthese der Fraktur Metatarsale und Tarsometatarsalgelenk. Heike bekommt während der Operation drei Erythrozytenkonzentrate transfundiert. Die Transfusion wurde von der Patientin gut toleriert. Postoperativ wird die Patientin kreislaufstabil und beatmet auf die Intensivstation übernommen.

Heike wird nach ihrem schweren Unfall adäquat versorgt und in der Akutphase werden alle Maßnahmen getroffen, um die Patientin weiterhin stabil zu halten.

Eine kritische Phase kann nach der Versorgung beginnen, wenn die Patientin auf der Intensivstation liegt. Die folgenden Punkte nennen mögliche Komplikationen, die auftreten können:

- bleibende Funktionsstörung
- Einschränkung der Lebensqualität
- posttraumatisches Stress-Syndrom (= psychische und psychosomatische Symptome, die als Langzeitfolge eines Traumas auftreten können)
- Critical-Illness-Polyneuropathie (CIP)
Erkrankung des peripheren Nervensystems, die im Zusammenhang mit schweren, intensiv-medizinisch behandlungspflichtigen Erkrankungen auftritt
- Infektionen und Sepsis
- Embolie, Thrombose
- nicht stillbare Blutung
- multiple Organdysfunktion bis hin zum Organversagen

Die Prognose von Polytrauma-Patienten ist individuell sehr verschieden und abhängig von:

- Schweregrad der Verletzung
- Verletzungsmuster (z. B. schweres Schädel-Hirn-Trauma)
- Alter
- Vorerkrankungen
- Unfallmechanismus (stumpf oder penetrierend)
- Zeitrahmen bis zur Behandlung (Aschenbrenner 2012)

7.5 Pädagogische Aspekte

Die Notaufnahme als Ort des Lernens

Frau Groß wird zur Schockraumversorgung angekündigt. Lebensbedrohliche Verletzungen, ggf. Komplikationen und zügige Arbeitsweise sind hier zu erwarten. Unter diesen Umständen ist eine geplante Anleitung nur unter dem Aspekt der Reflexion und gezielten Aufarbeitung möglich. Ist die Lernende in diesem Arbeitsbereich erfahren, kann sie zusammen mit der Praxisanleiterin Teil des Schockraumteams sein. Sollte sie keine Erfahrung damit haben, kann sie eine beobachtende Rolle im Geschehen einnehmen. Nach der Versorgung von Frau Groß sollte dann zeitnah die kritische Reflexion und theoretische Aufarbeitung der Situation stattfinde. Befindet sich die Lernende in einer fortgeschrittenen Weiterbildungsphase mit hohem Kompetenzniveau kann die Situation insgesamt bearbeitet werden. Sollte sie sich noch in einer frühen Lernphase mit orientierendem Charakter befinden, können auch einzelne Aspekte thematisiert werden.

Tab. 7.2 Praxisanleitungen zum Fall

Lernaspekt/Kompetenz	Gegenstand/Inhalt
Pflegeintervention	1. Atemwegssicherung 2. Schockraumversorgung 3. Durchführung und Interpretation einer Blutgasanalyse
Thema	1. Fixierung eines endotrachealen Tubus 2. Teammitglied bei der Schockraumversorgung 3. Blutgasanalyse
Ziele	1. Die sichere und zügige Fixierung eines endotrachealen Tubus wird beherrscht. 2. Die Tätigkeiten eines Teammitglieds Pflege bei der Schockraumversorgung werden beherrscht. 3. Die geeignete Abnahmetechnik zur Probengewinnung einer Blutgasanalyse, die Bedienung des Analysegerätes und das Erkennen von pathologischen Abweichungen werden sicher beherrscht.
Fachkompetenz	1. Die Materialien zur Tubusfixierung sind bekannt. Die Maßnahme wird in einer angemessenen Fachsprache dokumentiert. 2. Die Leitlinien zur Schockraumversorgung sind bekannt, gleiches gilt für den Ablauf und die Rollenverteilung. 3. Die Prinzipien zur Abnahmetechnik und der anatomisch/physiologischen Verhältnisse sind bekannt. Normwerte der Blutgasanalyse sind bekannt.
Methodenkompetenz	1. Die einzelnen Schritte und die Handhabung der Materialien werden beherrscht.

Tab. 7.2 Praxisanleitungen zum Fall – Fortsetzung

Lernaspekt/ Kompetenz	Gegenstand/Inhalt
	2. Entsprechende Hilfsmittel werden fachgerecht eingesetzt. Die Bewegung im Raum und die Handlungsabläufe sind leitliniengerecht. 3. Die Handhabung mit den Materialien zur Abnahme einer Blutgasanalyse wird sicher beherrscht. Vergleichstabellen zur Beurteilung der erhobenen Parameter werden herangezogen.
Personelle/ Sozialkompetenz	1. Persönliche Hygiene und Sicherungsmaßnahmen werden berücksichtigt. 2. Die Kommunikation im Schockraumteam ist angemessen. Die Reflexion des eigenen Verhaltens ist realistisch und selbstkritisch. 3. Die Kommunikation bzw. Gabe von Informationen mit und an Frau Groß ist angemessen. Die Rückmeldung der Laborwerte an den Teamleader ist kollegial und sachlich.

7.6 Die Zeit nach der ZNA

Auf der Intensivstation wird Heike Groß postoperativ überwacht und am nächsten Tag unter stabilen Vitalwerten extubiert. Es zeigen sich keine neurologischen Defizite, Heike reagiert jederzeit adäquat auf Ansprache und ist zur Person, Zeit und Ort orientiert. Somit wird Heike Groß am nächsten Tag auf die Normalstation verlegt. Der allgemeine Verlauf auf der Normalstation zeigte sich ebenfalls komplikationslos. Die Mobilisation erfolgt in den Rollstuhl bei einliegenden Fixateuren.

Am siebten Tag nach Unfallgeschehen kann dann die endgültige Versorgung der Frakturen im Bereich beider Oberschenkel und des linken Unterschenkels ohne Komplikationen erfolgen. Die Mobilisation der Patientin erfolgt täglich mit Unterstützung der Physiotherapie. Die Wunden zeigen sich reizlos. Die radiologische Verlaufskontrolle zeigt eine achsgerechte Reposition der Frakturen und regelrechte Lage der Osteosynthesematerialien. In der klinischen Untersuchung zeigt sich die Achsstellung beider Beine regelrecht. Unter bedarfsgerechter Analgesie zeigt sich Heike zunehmend gebessert, sodass die Entlassung in die Häuslichkeit geplant wird. Nachdem die Organisation der Heil- und Hilfsmittel für den häuslichen Gebrauch durchgeführt ist, wird Heike Groß 17 Tage nach Unfallgeschehen in die ambulante Weiterbehandlung nach Hause entlassen.

Als Heike Groß von ihren Eltern am Tag der Entlassung abgeholt wird, kann sie schon *wieder ganz gut gehen. So viel Glück, wie sie hatte. Beim Einsteigen in das Auto hilft ihr der Vater noch etwas. Mulmig war ihr schon. Seit ihrem Unfall saß sie das erste Mal wieder in einem Auto. Aber für sie steht fest: Im Sommer wird sie sich für den Führerschein anmelden.*

Literatur

Andreae S (2009) EXPRESS Pflegewissen: Innere Medizin. Stuttgart: Thieme
Arbeitsgemeinschaft in Norddeutschland tätiger Notärzte (AGNN) (2019) Therapieempfehlungen für die Notfallmedizin (http://agnn-therapie.de/, Zugriff am 28.12.2019)
Aschenbrenner I, Biberthaler P (2012) Polytrauma (https://www.dgu-online.de/patienten/haeufige-diagnosen/schwerverletzte/polytrauma.html, Zugriff am: 29.01.2020)
Augat P, Baas N, Beickert R et al. (2016) Checkliste Traumatologie. 8. Aufl. Stuttgart: Thieme
AWMF- S3-Leitlinie: Polytrauma/Schwerverletztenversorgung (2016): AWMF-Register Nr.: 012/019
AWMF- S3-Leitlinie: Prophylaxe der venösen Thromboembolie (2015): AWMF-Register Nr.: 003/001
Baacke M, Dudew B, Gräff I, Kumle B (2015) Schmerztherapie In: Blaschke S, Walcher F (Hrsg.), SOP Handbuch Interdisziplinäre Notaufnahme, Medizinisch Wissenschaftliche Verlagsgesellschaft S. 458-459
Bittner S (2019) Die herausfordernde Versorgung von schwerverletzten und polytraumatisierten Patienten, intensiv, 27(05), S. 255-269
Böer J, Fenger H (2017) Juristische Aspekte der Notaufnahme In: Dubb, Kaltwasser, Pühringer et al. (Hrsg.) Notfallversorgung und Pflege in der Notaufnahme, Stuttgart: Kohlhammer S. 53-54
Bonnaire F, Weber A (2015) Schenkelhalsfraktur des Erwachsenen (https://www.awmf.org/uploads/tx_szleitlinien/012-001l_S2e_Schenkelhalsfraktur_2015-10_01., Zugriff am 27.08.2019)
Bouillon B, Kanz KG, Lackner CK, Mutschler W, Sturm J (2004) Die Bedeutung des Advanced Trauma Life Support® (ATLS®) im Schockraum, Unfallchirurg, 107(10), S. 844-850
Christ M (2012) Fancy EKG - Tipps für den Praktiker (https://www.dgina.de/blog/2012/04/03/fancy-ekg-tipps-fur-den-praktiker/ Zugriff am: 08.01.2020)
Denzel S (2019) Praxisanleiter, pflegen, ausbilden, begleiten. Stuttgart: Thieme
Deutsches Netzwerk für Qualitätsentwicklung in der Pflege (Hrsg.) (2011) Expertenstandard Schmerzmanagement in der Pflege bei akuten Schmerzen – 1. Aktualisierung 2011. Osnabrück: Schriftenreihe des Deutschen Netzwerks für Qualitätsentwicklung in der Pflege
Deutsche Gesellschaft für Verbrennungsmedizin (DGV) (Hrsg.) (2018) Behandlung thermischer Verletzungen des Erwachsenen. Klasse: S2k. AWMF-Reigster-Nr.: 044-001. AWMF online
Dietz T, Schubert M (2007) Der EKG-Knacker, Das Notfall-EKG-Buch 2. Aufl. Berlin: Walter de Gruyter GmbH
Dönitz S (2017) Das Alphabet der Notfallpflege, intensiv, 25 (06), S. 299-303
Eiff v. W (2016) Die zentrale Notaufnahme. In: Eiff von W et al. (Hrsg.) Management der Notaufnahme. Stuttgart: Kohlhammer. S. 22-29
Francke A, Josten C, Thie A (2010), Interdisziplinäre Notaufnahme- Ein Ratgeber für Aufnahme und Bereitschaftsdienst, Stuttgart: Thieme
Gässler H, Herm M, Hossfeld B (2017) Monitoring in der ZNA. In: Schmid (Hrsg.) Notfallversorgung und Pflege in der Notaufnahme, Stuttgart: Kohlhammer. S. 109-116
Gemeinsame Bundesausschuss (G-BA) (2018) Beschluss des Gemeinsamen Bundesausschusses über die Erstfassung der Regelungen zu einem gestuften System von Notfallstrukturen in Krankenhäusern gemäß § 136c Absatz 4 SGB V (https://www.g-ba.de/downloads/39-261-3301/2018-04-19_Not-Kra-R_Erstfassung.pdf, Zugriff am: 08.10.2019)

Gries A, Bernhard M, Helm M et al. (2017) Zukunft der Notfallmedizin in Deutschland 2.0. Anaesthesist, 66, S. 307–317

Harding U (2016) Der medizinische Notfall. In: Salomon F (Hrsg.) Praxisbuch Ethik in der Notfallmedizin. Berlin: Medizinisch Wissenschaftliche Verlagsgesellschaft. S. 17-25

Hein G, Noll T (2019) Freiheitsentziehende Maßnahmen: Rechtliche Perspektiven von Fixierungen. Dtsch Arztebl 116(46), S. A-2150 / B-1758 / C-1718

Heller A, Brüne F, Kowalzik B et al. (2018) Großschadenslagen: Neue Konzepte zur Sichtung. Dtsch Arztebl 115 (31-32), S. A-1432 / B-1206 / C-1198

Helm M, Bernhard M, Kulla M (2017) Schockraummanagement. In: Dubb, Kaltwasser, Pühringer et al. (Hrsg.) Notfallversorgung und Pflege in der Notaufnahme. Stuttgart: Kohlhammer Verlag, S. 89 - 100

Hildebrand F, Probst C, Frink M, Huber-Wagner S, Krettek C (2009), Bedeutung der Hypothermie beim Polytrauma, Der Unfallchirurg 112, S. 963

Institut für Qualitätssicherung und Transparenz im Gesundheitswesen (IQTIG) (2020) Hüftgelenknahe Femurfraktur mit osteosynthetischer Versorgung (https://iqtig.org/qs-verfahren/hueftfrak-osteo/, Zugriff am: 19.01.2020)

Kinderschutzleitlinienbüro (2019) AWMF S3+ Leitlinie Kindesmisshandlung, -missbrauch, -vernachlässigung unter Einbindung der Jugendhilfe und Pädagogik (Kinderschutzleitlinie), Langfassung 1.0, AWMF-Registernummer: 027 – 069

Klinger U, Dormann H (2019) Erstsichtung in der Notaufnahme – Status quo und Zukunftsperspektiven. Notfall Rettungsmed 22, S. 589-597

Koppenberg v., Moecke H (2014) Pschyrembel Anästhesiologie. 1. Aufl. Berlin: Medizinisch Wissenschaftliche Verlagsgesellschaft. S 466

Krey J (2016) Klinische Ersteinschätzung in der Notaufnahme. Med Klin Intensivmed Notfmed 111, S. 124–133

Kumle B, Steinecke V (2017) Das Dilemma der Nicht-Planbarkeit. In: Moecke H et al. (Hrsg.) Das ZNA-Buch. Berlin: Medizinisch Wissenschaftliche Verlagsgesellschaft. S. 62-66

Lemke H, Toomes L (2019) Verbrühung und Verbrennung. In: Scholz J et al. (Hrsg.) Referenz Notfallmedizin. Stuttgart: Thieme. S. 513-521

Mackaway-Jones K, Marsen J Windle J (Hrsg.) (2018) Ersteinschätzung in der Notaufnahme. Bern: Hogrefe

Marfan Hilfe (Deutschland) e.V. (http://www.marfan.de, Zugriff am: 27.01.2020)

Mekras G, Metzger T (2019) Chirugie Portal (https://www.chirurgie-portal.de/innere-medizin/gallensteine/gallensteine-ohne-gallenblase.html, Zugriff am 13.01.2020)

Möllmann M, Brune M (2019) Akute Aortendissektion. In: Scholz J et al. (Hrsg.) Referenz Notfallmedizin. Stuttgart: Thieme. S. 322-328

Nau J, Walter G, Oud N (2016) Aktion und Reaktion. Verhalten in kritischen Situationen. CNE. online. DOI: 10.1055/s-0035-1563419

Niehues C (2012) Notfallversorgung in Deutschland. Stuttgart: Kohlhammer

Pajonk F-G, D'Amelio R (2016) Agitation und Aggression. Eine Herausforderung in der Notfallmedizin, Notfall Rettungsmed 19, S. 163–171

Pschyrembel Online (2020) Transiente Flora (https://www.pschyrembel.de/Transiente%20Flora/B0WN8, Zugriff am: 04.02.2020)

Rall M, Lackner CK (2010) Crisis Resource Management (CRM) Der Faktor Mensch in der Akutmedizin. Notfall Rettungsmed 13, S. 349–356

Richter D (2020) Provokationen vermeiden – Schritte der Deeskalation. CNE.online. Thieme. doi: 10.1055/s-0035-1563421

Rindfleisch K (2018) Lernbegleitung zur praktischen Ausbildung von Pflegenden auf der Intensivstation, Lengerich: Papst Science Publishers

Robert Koch-Institut (RKI) (Hrsg.) (2012) Schutzimpfung gegen Tetanus (https://www.rki.de/SharedDocs/FAQ/Impfen/Tetanus/FAQ-Liste_Tetanus_Impfen.html?nn=2375548, Zugriff am: 03.02.2020)

Rockmann F (2018) Die 100 wichtigsten Diagnosen, In: Thomas Fleischmann (Hrsg.) Fälle Klinische Notfallmedizin. München: Elsevier. S. 162

Rote Liste (2020) (https://www.rote-liste.de/suche/praep/23749-0/XALKORI%20200%20mg%2F-250%20mg%20Hartkapseln, Zugriff am: 04.02.2020)

Sachverständigenrat zur Begutachtung der Entwicklung im Gesundheitswesen (2018) Bedarfsgerechte Steuerung der Gesundheitsversorgung (https://www.svr-gesundheit.de/filead min/user_upload/Gutachten/2018/SVR-Gutachten_2018_WEBSEITE.pdf, Zugriff am: 08.10.2019)

Sarangi F (2016) Besonderheiten der präklinischen Versorgung alkoholisierter Patienten. Notfall Rettungsmed 19, S. 4–9

Schacher S, Glien P et al. (2019) Strukturierte Übergabeprozesse in der Notaufnahme, Notfall Rettungsmed (22), S. 3-8

Schäfer E (2020) Voraussetzungen für wertschätzende Kommunikation - Zuhören und Feedback geben. CNE.online. Thieme. doi: 10.1055/s-0034-1381214

Schiller B, Eismann H, Keil O (2020) SBAR und SOAP-M: Konzept zur Verbesserung der Patientensicherheit im interprofessionellen Team. In: Böttiger BW und Kuckelt W (Hrsg.) Jahrbuch Intensivmedizin. Lengerich: Pabst Science Publishers. S. 279-286

Schmitz-Eggen L, SAMPLER-Anamnese: Dem Notfall auf den Grund gehen (https://www.rettungsdienst.de/tipps-wissen/sampler-anamnese-dem-notfall-auf-den-grund-gehen-54340, Zugriff am: 07.01.2020)

Schubert A, Kintzel T (2012) Taschenbuch Notaufnahme – Schnell und sicher handeln, 2. Aufl. München: Urban & Fischer

Schwabbauer N (2017) Respiratorische Notfälle, In: Dubb, Kaltwasser, Pühringer et al. (Hrsg.) Notfallversorgung und Pflege in der Notaufnahme. Stuttgart: Kohlhammer Verlag, S. 154-155

Schwegler J, Lucius R (2016) Der Mensch – Anatomie und Physiologie, 6. Aufl. Stuttgart: Thieme

Stemmler J, Hecker U (2017) Notfallkommando-Kommunikation in Notfallsituationen für Gesundheitsberufe, Heidelberg: Springer S. 117

Striebel H W (2012) Anästhesie, Intensivmedizin, Notfallmedizin. 8. Aufl. Stuttgart: Schattauer

Teasdale G, Jennett B (1974) Assessment of coma and impaired consciousness. A practical scale. Lancet 2 (7872), S. 81-84

Trappe U, Gent A (2013) Kinder in der ZNA, intensiv, 21(3), S. 148-151

Uniklinik RWTH Aachen (o.J.): Einteilung der drei Verbrennungsgrade. https://www.ukaa chen.de/kliniken-institute/klinik-fuer-plastische-chirurgie-hand-und-verbrennungschirurgie/fuer-patienten/verbrennungs-und-narbenchirurgie/einteilung-der-drei-verbrennungsgrade.html?tx_contrast=1

Welk I (2014) Pflege-Pocket Zentrale Notaufnahme, Heidelberg: Springer

Wesuls R, Heinzmann T, Brinker L (2005) Professionelles Deeskalationsmanagement (ProDeMa) Praxisleitfaden zum Umgang mit Gewalt und Aggression in den Gesundheitsberufen. 4. Auflage, Stuttgart: Unfallkasse Baden-Württemberg

World Health Organisation (WHO) (Hrsg.) (2020) Global Database on Body Mass Index. (http://apps.who.int/bmi/index.jsp?introPage=intro_3.html, Zugriff am: 04.02.2020)

Stichwortverzeichnis

1

12-Kanal-EKG   53, 58

A

Abbreviated Injury Scale   124
ABCDE-Schema   126
akutes Koronarsyndrom   35
Alkoholspiegel   106
Analgesie   62
Antikörpersuchtest   44
Aortendissektion   36, 38, 42
Aortenklappenrekonstruktion   47
Atemwegssicherung   130

B

Basismonitoring   60
Bettplatzcheck   53
Bilirubin   56
Blutdruckkontrolle   39
Blutgasanalyse   38, 122

C

Cholecystektomie   58
CRM-Leitsätze   79
CT-Angiographie   38
CT-Transport   46

D

Datenschutz   110
Debriefing   128
Deeskalation   105, 107, 111
Dissektion   35
Distress   80
Drogenscreening   106

E

eFast   119

Eigengefährdung   104
EKG   38
Emergency Severity Index   49
Erythrozytenkonzentrate   38, 43
Eustress   80

F

Fixierung   104
Flush   43
Freiheitsberaubung   104
Fremdgefährdung   104

G

Glasgow Coma Scale (GCS)   74
Goldene Stunde   125

H

Herausforderndes Verhalten   107–108
Herz-Lungen-Maschine   47
Hygienerichtlinien   100
Hypothermie   118, 128

I

Ikterus   49, 56, 62
Immobilisation   109
Immobilisationsmaßnahme   109
Infusionsmanagement   99
Infusionstherapie   75
Injury Severity Score   124
Intensivtransport   39, 91
Intoxikationen   102
invasive Blutdruckmessung   41, 44, 46

K

Katheteranlage   46
Kommunikation   111
Kreatinin   52
Kreuzprobe   44

L

Labordiagnostik 50
Lipase 51

M

Marfan-Syndrom 37
Misshandlung 95
Monitoring 36, 42, 46
Monitorüberwachung 46

N

New Injury Severity Score 125
Nullabgleich 44
Numerische Rating-Skala 49

O

Oberbauchbeschwerden 48
Opioiden 92

P

Pankreatitis 48, 52
Perikarderguss 39
peripherer Venenzugang 75
Polizei 105
Polyhexanid 100
Polytrauma 119
Pulsoxymetrie 75

R

Rettungshubschrauber 92
Rollboard 43

S

SAMPLER 55
Sauerstoffapplikatoren 76
Sauerstoffsättigung 44
Sauerstofftherapie 76
SBAR-Schema 80, 117
Schenkelhalsfraktur 65, 84
Schmerz 72
Schmerzen 62

Schockraum 36, 116
Schockraumalarmierung 86
Schockraumkriterien 116
Schockraumversorgung 130
Schweigepflicht 110
secondary survey 125
Sonografie 52
sozialpsychiatrischer Dienst 105

T

Teamleader 131
Teamleiter 116
Tetanus 123
thermische Verletzungen 94
Transaminasen 51
Transducer 44
transiente Flora 98
Transportverordnung 92
Traumaspirale 120
Tubusfixierung 130

U

Überwachungsmonitor 43
Umlagerung 121
Unterbringung 105

V

verbale Deeskalation 109
Verbale und nonverbale Kommunikation 111
Verbrennungen 88
Verbrennungszentrum 98
Verbrühungen 98
Vernachlässigung 95
Volumenersatz 89

W

wertschätzende Kommunikation 97

Z

Zentrum für schwerbrandverletzte Kinder 100